Diabetes

Daniel Benchimol
& Lucia Seixas

Diabetes
Tudo o que você precisa saber

Colaboração
Wilma Amorim
Nutricionista

4ª edição

CIP-Brasil. Catalogação-na-fonte
Sindicato Nacional dos Editores de Livros, RJ.

B395d
4ª ed.

Benchimol, Daniel
Diabetes: tudo o que você precisa saber / Daniel Benchimol e
Lucia Seixas; colaboração: Wilma Amorim. – 4ª ed. – Rio de Janeiro:
Best*Seller*, 2010.

ISBN 978-85-7684-078-7

1. Diabetes – Obras populares. I. Seixas, Lucia. II. Amorim,
Wilma. III. Título.

06-0173

CDD – 616.462
CDU – 616.379-008.64

DIABETES: TUDO O QUE VOCÊ PRECISA SABER
Copyright © 2006 Daniel Benchimol e Lucia Seixas de Moraes

Capa: Mello & Mayer
Editoração eletrônica: DFL

Todos os direitos reservados. Proibida a reprodução,
no todo ou em parte, sem autorização prévia por escrito da editora,
sejam quais forem os meios empregados.

Direitos exclusivos desta edição reservados pela
EDITORA BEST SELLER LTDA.
Rua Argentina, 171, parte, São Cristóvão
Rio de Janeiro, RJ – 20921-380

Impresso no Brasil

ISBN 978-85-7684-078-7

Seja um leitor preferencial Record.
Cadastre-se e receba informações sobre nossos lançamentos e nossas promoções.

Atendimento e venda direta ao leitor:
mdireto@record.com.br ou (21) 2585-2002

DEDICATÓRIA

Acredito que somos uma forte rede de laços, formada por nossas famílias, amigos, professores e todos que nos ajudaram. É a estas pessoas que dedico esta obra, e especialmente aos meus amores: Elisa, minha esposa; minhas filhas Mariana e Claudia; minha neta Ana Clara; meus pais Hilário e Cheva e meus irmãos Matilde, Elisa, Marlene, Lucia Ruth, Angela e Marcos.

SUMÁRIO

Apresentação 9
Prefácio 11

Parte 1 — Conhecendo o diabetes

Cap. 1 — Primeiras questões 15

Cap. 2 — Por que cuidar? 19
A citotoxicidade da glicose 25

Cap. 3 — Hipoglicemia: o outro lado da moeda 29
Como prevenir a hipoglicemia 32

Cap. 4 — Por que se fica diabético? 39
O mecanismo do diabetes tipo I 41
Outras versões do diabetes 44

Cap. 5 — O estresse no diabetes 49

Parte 2 — A vida com diabetes

Cap. 6 — O tratamento 57
Outras questões importantes 63

Cap. 7 — Insulina e medicamentos 69
A cópia da chave 72
Padrões de tratamento 75
Os comprimidos 77

Cap. 8 — A educação em diabetes 83

Cap. 9 — Por que atividade física é essencial 89
Atividade física e metabolismo 92
Tipos de atividade física 93
A importância do professor 97

Cap. 10 — Os cuidados na alimentação 103
A contagem de carboidratos 104
Diferentes pacientes, diferentes objetivos 109
Algumas questões importantes 112

Cap. 11 — A infância e a adolescência com diabetes 123
As cobranças necessárias 125
O jovem diabético e a sexualidade 126

Parte 3 — As questões críticas no diabetes

Cap. 12 — As neuropatias 133
O pé de risco 134
Questões digestivas 140
A saúde do cérebro 143

Cap. 13 — A visão 149
Além dos olhos 152

Cap. 14 — A disfunção erétil 155
Para cada caso, uma solução 157

Cap. 15 — O coração 161
Risco iminente 165
O cigarro e o diabetes 166

Cap. 16 — Os rins 169
Os testes imprescindíveis 172

Cap. 17 — A gravidez 179
O diabetes gestacional 181
Os cuidados com a alimentação 184

Conclusão 187

APRESENTAÇÃO

De acordo com as autoridades internacionais de saúde, o Brasil está entre os países que mais sofrerão o impacto do aumento mundial da incidência do diabetes, previsto para as próximas décadas. Em 2000 havia 171 milhões de pessoas com a doença no mundo e, segundo a Organização Mundial de Saúde (OMS), a expectativa é que sejam 336 milhões até 2030. No Brasil, estima-se que o número de pessoas com diabetes já atingiu dez milhões.

É pouco provável que consigamos nos estruturar para enfrentar a situação que nos aguarda, pois temos em nosso país um terreno fértil para o crescimento do diabetes. Castigados por uma eterna crise econômica e importando modelos, os brasileiros estão trabalhando demais, exercitando-se cada vez menos e comendo cada vez pior, apesar da saudável diversidade alimentar nacional. Além disso, não contamos com uma estrutura de saúde — pública ou privada — que dê conta das múltiplas implicações do diabetes e garanta a qualidade de vida de seus pacientes.

Hoje, em termos mundiais, o diabetes é responsável pela morte de 3,2 milhões de seres humanos ao ano, o que corresponde a seis óbitos a cada minuto. No Brasil, não há estatísticas anuais de mortalidade sobre a doença, mas sabe-se que ela é uma causa importantíssima de morte cardíaca, além de provocar cegueira, complicações renais que levam a diálises e transplantes, amputações e uma série de outras graves questões de saúde, a maioria evitável por meio de cuidados preventivos.

Diante desse quadro, novas políticas de saúde tornam-se imprescindíveis. Mas elas pouco ou nada valerão se não forem acompanhadas de uma profunda mudança de valores com relação ao diabetes, sobretudo por quem convive com a doença. Esta é a crença do endocrinologista carioca Daniel Benchimol, que apresenta neste livro um panorama claro sobre o diabetes, com base em seus 27 anos de trabalho com a doença. A partir de casos reais, experiências pioneiras e vivências em centros de excelência para a doença nos Estados Unidos, na América do Sul e na Europa, o médico mostra que há alternativas para o convívio com o diabetes, quando se aliam os recursos que a medicina disponibiliza com o bom senso e a inteligência.

Lucia Seixas

PREFÁCIO

Dia após dia, em meu consultório, não consigo deixar de me colocar no lugar de cada um dos pacientes com diabetes que recebo, imaginando o que faria em seu lugar, nas diversas situações que me relatam — algumas simples, outras bem mais complexas —, com o conhecimento que tenho sobre a doença.

A partir dessa prática, e também graças ao meu interesse em psicanálise, acredito ter criado uma abordagem particular sobre o diabetes, na qual procuro adequar as informações da engenharia bioquímica de cada ser humano aos aspectos mais profundos de seu comportamento, seus pontos fortes e os fracos.

Na maioria das vezes, quem tem diabetes e se dispõe a tratar de sua doença chega ao consultório acreditando que será inexoravelmente destruído. E, de fato, há um fundamento histórico nesse imaginário monstruoso. Durante muito tempo, a doença foi vista como um mal estático, uma fatalidade contra a qual o paciente nada poderia fazer, a não ser esperar por sua dramática evolução.

Essa idéia foi, inclusive, o que mais me estimulou para a especialização em diabetes durante a minha formação médica. Nunca me deixei convencer de que a doença era mais forte do que o indivíduo. Sempre acreditei que algo poderia ser feito, como os avanços da pesquisa e a mudança de atitude em relação à doença viriam a comprovar. Atualmente, com os recursos disponíveis, o diabetes não é mais um grande comprometedor da vida do paciente, desde que ele se disponha a cuidar de sua saúde com seriedade.

É claro que há sofrimento. Trata-se de uma doença crônica que implica cuidados, disciplina e restrições. Certamente não é bom ser diabético. Mas há também um sofrimento desnecessário, fruto não apenas dos mitos que se formaram em torno da doença, mas também da falta de um arcabouço emocional que permita ao paciente ter uma postura positiva, ou pelo menos ativa, frente à sua nova condição.

No diabetes, a atitude realista e participativa do paciente é decisiva para os bons resultados do tratamento. Como em outras doenças crônicas, o prognóstico é apenas uma média no diabetes, pois o que de fato importa é a maneira como o paciente encara esse imenso desafio em sua vida. Porque quando ele deseja viver e é amparado e orientado para isso, seu desejo transforma-se em uma força capaz de suplantar os piores diagnósticos médicos.

No tratamento do diabetes há uma dimensão que transcende a medicina oficial, aquela que trata dos exames, das recomendações e dos medicamentos: é a que cuida das questões individuais de cada paciente, que certamente irão significar mudanças em sua vida. A doença, ao se manifestar, oferece sempre essa oportunidade de mudança, na qual médico e paciente devem investir suas forças.

Dr. Daniel Benchimol

PARTE 1

CONHECENDO O DIABETES

… 1 …

Primeiras questões

De forma simples, o diabetes é caracterizado como o excesso de glicose (ou açúcar) no sangue. A doença é conseqüência da falta ou do mau funcionamento da insulina, um hormônio protéico que facilita nas células a entrada da glicose, que serve de substrato para inúmeras e essenciais funções do corpo. A glicose é a nossa principal fonte de energia, do que advém a enorme importância da insulina.

Basicamente, são os carboidratos que, após absorvidos e metabolizados pelo sistema digestivo, vão para a corrente sangüínea em forma de glicose. Esta, entretanto, não é logo distribuída por toda a engenharia do corpo. Como o metabolismo básico precisa ser mantido com ou sem alimento, uma parte da glicose é de imediato gasta e outra, maior, é estocada no fígado, principalmente, e nos músculos, para ser aproveitada mais tarde. É assim que conseguimos manter níveis sempre adequados de glicose, quer estejamos em jejum prolongado, quer após uma lauta refeição.

Quando se tem diabetes, a insulina não age de forma correta nas células, sobretudo no fígado, no tecido muscular e no tecido gorduroso. Com isso, essas grandes massas celulares do corpo desenvolvem uma espécie de resistência à ação do hormônio. Para compensar essa situação, o organismo se vê obrigado a produzir mais insulina. Durante algum tempo, a resistência é assim contornada, até que a capacidade de produção do hormônio se esgota.

O pâncreas é o órgão mais relacionado com o diabetes porque é ele que produz a insulina. É o pâncreas que, por excesso de trabalho, pode se tornar inoperante, o que resultará em glicose em excesso na corrente sanguínea. Quando isso acontece, o

16 • *Diabetes: Tudo o que você precisa saber*

metabolismo do corpo sofre um grande revés, cujas conseqüências demoram a ser percebidas. Por isso, diz-se que o diabetes é uma doença silenciosa.

O pâncreas, na verdade, tem duas funções no organismo. Na função digestiva, produz o suco pancreático, que ajuda a digerir os alimentos, mais precisamente no duodeno, a parte inicial do intestino. Em sua outra função, a hormonal, ele produz uma série de hormônios, o principal deles a insulina, com propriedade hipoglicemiante, ou seja, que reduz a glicose no sangue.

Continuamente, o pâncreas produz o que se chama de insulinização basal, que dá conta de levar para as células a quantidade adequada de glicose que o corpo necessita para o seu metabolismo básico. Mas, quando comemos, haverá necessidade de mais insulina, assim como ocorre quando o gasto energético do corpo aumenta — como numa reação à infecção, por exemplo.

Para fazer essa regulação, o pâncreas utiliza três mecanismos: no primeiro, ele mede a glicemia (taxa de açúcar no sangue); no segundo, calcula o quanto de insulina o organismo requer naquele exato momento; depois, em seu terceiro mecanismo, envia insulina para o sangue, que vai para o fígado. Caberá ao fígado, então, fazer a liberação final da glicose, estocada nele sob a forma de glicogênio.

Durante cerca de duas horas, os carboidratos adquiridos numa refeição conseguem suprir a necessidade calórica do corpo, mas três ou quatro horas após será preciso recorrer às longas cadeias de glicose estocadas no fígado, o glicogênio. A velocidade e a quantidade da liberação dessa glicose estocada têm de ser coordenadas com as da insulina, para que não haja excessos nem sobras.

O metabolismo, entretanto, não depende apenas da glicose e da insulina. Há outros hormônios em jogo, como o glucagom, também produzido pelo pâncreas, a adrenalina e a cortisona, que levam ao aumento da glicose no sangue. Nem sempre a insulina consegue se sobrepor à sua ação. E, além dos hormônios, ainda outros fatores exercem influência sobre a liberação da glicose e da insulina.

Outra questão é que a insulina também age como hormônio anabolizante, que aumenta tanto a massa muscular como os depósitos de gordura. Portanto, ela não tem ação apenas sobre a glicose, mas também sobre as gorduras e proteínas. Na verdade, todos os nutrientes são metabolizados de forma intercambiada no organismo, ou seja, o excesso de glicose não é uma situação isolada.

No diabetes, a glicose alta é apenas a ponta de um *iceberg*, e há por baixo dela um bloco de alterações metabólicas. Cerca de 80% dos diabéticos são obesos porque, quando o metabolismo é rompido, a insulina tende a aumentar a gordura circulante, infiltrando-a nas vísceras e artérias. Também há uma associação entre o metabolismo da glicose com o tônus vascular, cujo resultado é hipertensão em mais da metade dos diabéticos adultos.

Quando os endocrinologistas tinham uma visão monocular e se preocupavam apenas em controlar a glicose alta, casos de enfarte entre os pacientes eram muito freqüentes. Hoje, sabe-se que apenas o controle da glicose não impacta tanto na redução dos danos do diabetes, justamente porque a glicose alta não vem sozinha. Por isso, o que se preconiza atualmente é o tratamento em bloco, a atenção a todas as questões envolvidas no diabetes: a glicose, o colesterol, a pressão arterial, a obesidade, as questões cardíacas, os distúrbios de comportamento alimentar e outras questões.

O conceito do tratamento em bloco tem suscitado discussões a respeito de qual seria o melhor profissional para cuidar do diabético, já que tantas áreas de conhecimento estão envolvidas em seu tratamento. Acho, sinceramente, que isso não é o mais importante. Quem deve cuidar do diabetes é o profissional que tiver competência, conhecimento e disponibilidade para isso, aquele com o qual o paciente melhor se identifica.

Para quem é obrigado a conviver com o diabetes, a relação com o médico assemelha-se a um casamento. Arranhões podem acontecer, uma palavra pode cair mal um dia, mas o compromisso tem de ir até as últimas conseqüências. É preciso ter confiança e cumplicidade para superar os desafios do tratamento, que são muitos. Do ponto de vista médico, ainda estamos muito longe de alcançar o controle ideal sobre a doença. Não existe, e certamente não será inventado num futuro próximo, algo que substitua plenamente a função do pâncreas. Mas há saídas, e todos os que têm diabetes podem encontrá-las.

Receber a notícia de que se tem uma doença crônica equivale a um assalto à mão armada. O indivíduo, dentro do seu carro, não sabe se está sendo assaltado por um bandido de verdade ou não. Pode acelerar e levar um tiro ou entregar o dinheiro para alguém que está apenas blefando. Mas, se o motorista for um policial experiente, saberá como agir, porque consegue diferenciar o bandido de verdade daquele que não representa perigo algum.

O médico, como o policial, conhece o seu ofício. Quando ele recebe o paciente, sabe se está diante de uma questão realmente importante ou não. Sabe diferenciar o que é um estresse e o que é um problema de saúde grave. Mas o paciente, como o simples motorista, não sabe. E quase sempre está confuso, atordoado e em sofrimento, às vezes de forma desproporcional para a real condição clínica.

Por isso, é muito importante que o paciente receba do profissional informações sobre o seu estado de maneira muito clara e no momento adequado, eliminando os medos desnecessários e fazendo a imprescindível distinção do que é o sofrimento que advém da doença daquele que tem origem em outras questões de sua vida. Invariavelmente, essas outras questões acabam assumindo uma importância enorme no tratamento do diabético, pois é a partir da reformulação delas que o paciente encontrará a base necessária para levar adiante o seu tratamento.

...2...
Por que cuidar?

Costumo dizer que o diabetes é uma doença de três tempos. No primeiro, o paciente é tomado pelo susto e faz tudo o que o médico lhe recomenda, com medo da cegueira, da amputação ou de um enfarte, que naquele momento lhe parecem iminentes. Passados seis meses, às vezes três, o paciente percebe que seus piores medos não se confirmaram. A glicose baixou, nada de horrível aconteceu. Então, ele começa a relaxar, e retoma seu antigo estilo de vida. Abandona a dieta, os exercícios físicos, os exames periódicos, os remédios. No terceiro tempo, o paciente volta para o tratamento, anos depois, já com as complicações do diabetes estabelecidas de forma irreversível. E, então, todo o sofrimento da doença se concretiza.

Embora o diabetes envolva diversos aspectos, o controle da glicose é fundamental, porque é evitando a hiperglicemia que o paciente consegue escapar das complicações crônicas da doença. É importante que o tratamento seja planejado de forma a manter o nível da glicose menor do que 100mg% no jejum e até 140mg% depois da alimentação, salvo em situações clínicas em que isso é reconhecidamente inviável. Mas, por motivos estruturais, é comum que pessoas vivam durante anos, às vezes décadas, com níveis médios de glicose de 140, 200 e até 300mg%.

Quando se está com a glicose alta, o envelhecimento do organismo é acelerado porque essa situação promove a morte das células, o que se chama de apoptose. Por isso, diz-se que há um descompasso entre a idade cronológica e a idade biológica no diabetes. Se o entupimento de uma artéria é comum quando se atinge os setenta, oitenta anos, por exemplo, o distúrbio pode ocorrer bem mais cedo, por volta dos quarenta ou cinqüenta anos, quando se é diabético.

Duas vias metabólicas do organismo são principalmente atingidas com o diabetes, abrindo caminho para o surgimento das complicações crônicas da doença. Uma é definida pela ação do excesso de glicose sobre as proteínas do organismo, e a outra, a partir da modificação físico-química do sangue.

No primeiro caso, quando as proteínas recebem mais glicose do que deveriam, elas têm sua função alterada. Fisiologicamente, a glicose combina-se com as proteínas, por meio da ação de enzimas que o corpo possui para este fim. Mas, quando essa combinação ocorre de forma inadequada, sem a participação de enzimas, há glicação ou glicosilação das proteínas, que, em excesso, é extremamente deletéria ao corpo.

A própria hemoglobina, que transporta o oxigênio para todas as células do organismo através do sangue, não consegue cumprir sua função quando está carregada de açúcar. O resultado disso é o enfraquecimento em todo o corpo, o que é muito prejudicial. Mesmo que a circulação sangüínea esteja funcionando bem, quando há menos oxigênio nosso potencial orgânico sofre um decréscimo importante.

Outra proteína duramente atingida pelo excesso de glicose é o colágeno, que tem uma função plástica nos tecidos. O poder de elasticidade da pele é reduzido progressivamente quando a função do colágeno é prejudicada. As mãos, por exemplo, podem ficar em forma de garra. Inchando os tecidos, o colágeno alterado pode prender os nervos, o que causa atrofias musculares.

As artérias também saem prejudicadas, pois possuem colágeno para ajudar a dar a elasticidade necessária à circulação sangüínea. Com o tempo, acontece o enrugamento interno delas, com retenção de gorduras, cálcio, células brancas e plaquetas, partículas de células coagulantes. É a aterosclerose, ou endurecimento das artérias, que predispõe o organismo à hipertensão, facilitando enfartes e derrames.

O sistema imunológico também é prejudicado. O excesso de glicose altera a função dos anticorpos, proteínas cuja função é identificar e combater os corpos estranhos que invadem o organismo. Com isso, fica-se mais vulnerável a toda sorte de infecções. Essa imunidade conferida pelos anticorpos é denominada imunidade humoral, que não é a única. Nosso organismo conta ainda com outro tipo de imunidade, a imunidade celular, a cargo dos glóbulos brancos do sangue. Sempre que identificam um vírus, uma bactéria, uma toxina, um fio de sutura ou qualquer partícula estranha, os glóbulos brancos executam uma espécie de operação camicase: destroem o invasor e morrem com ele, formando o pus. Esse processo fica prejudicado quando os glóbulos brancos estão cheios de glicose.

Com a baixa da imunidade, bactérias menos agressivas que existem normalmente no ouvido, na vagina, na glande, no nariz, na boca e nas unhas assumem um poder devastador, podendo deflagrar processos perigosos no organismo. Problemas ligados à imunodeficiência, comuns em pacientes de câncer e Aids, por exemplo, acabam atingindo as pessoas que têm diabetes por muito tempo e não fazem um bom controle da doença.

As conseqüências de ter um sistema imunológico deficiente são perversas, porque os sinais aparentes da inflamação — calor, rubor e dor — são suprimidos ou atenuados. É comum, por exemplo, que uma pessoa que tem diabetes desenvolva uma doença periodontal, como a gengivite, e não saber disso porque não sente dor. Um pequeno ferimento aparente pode esconder um quadro interno muito mais grave. Em casos de necroses (morte de tecidos) não identificadas a tempo, o paciente pode morrer.

Algumas vezes a baixa da capacidade imunológica está associada à baixa de capacidade de defesa da pele. Seja por causa do colágeno, por má oxigenação ou por um comprometimento dos nervos, não há dor cutânea. De forma geral, a baixa da imunidade provoca furunculoses, micoses e faz com que as pessoas respondam mal a antibióticos. Com isso, eles deverão ser administrados de forma mais e mais pesada e por períodos prolongados.

As infecções são sempre muito perigosas no diabetes e, algumas vezes, podem ser fatais. Toxinas liberadas por bactérias e vírus podem agredir a integridade da parte íntima das artérias, rompendo-as. Tal qual uma ferida que infecciona sobre a pele, essas toxinas contaminam outros tecidos, facilitando as infecções generalizadas, que levam a necroses e septicemia. Elas também ativam mecanismos que ocasionam hemorragias ou embolias, que fazem coágulos e provocam abcessos nos pulmões, no coração e no fígado.

Outra questão importante é que a glicose em excesso pode se transformar em frutose e em sorbitol, açúcares que têm uma dinâmica diferente. Ao passo que a glicose tem uma boa mobilidade funcional e pode ser facilmente degradada ou estocada, o

• 22 • *Diabetes: Tudo o que você precisa saber*

mesmo não acontece com esses açúcares. O sorbitol, por exemplo, é hidrófilo e, com isso, incha a célula, atrapalhando o seu funcionamento. E mesmo quando se consegue baixar a glicose, o sorbitol continua na célula. Sua vida é longa, pois ele não é metabolizado rapidamente, como a glicose.

Com a modificação físico-química do sangue, que obviamente ocorre em função do excesso de glicose, mais prejuízos advêm ao organismo. Assim como em um canudinho de plástico, por onde a água pode passar livremente, o sangue corre bem pelas artérias em condições normais. Mas se a água do canudinho estiver dissolvida em uma xícara de açúcar, haverá uma microcristalização em suas paredes. E se na água estiverem dissolvidas duas xícaras de açúcar, o canudinho poderá entupir com muito mais facilidade.

Mais denso e viscoso, porque está física e quimicamente alterado pelo excesso de glicose, o sangue torna-se uma espécie de goma, o que favorece a adesão de substâncias tóxicas que inflamam, agridem e degeneram as paredes das artérias. Com isso, há uma maior agregação das plaquetas e um aumento da ligação das gorduras, sobretudo do LDL (colesterol ruim). Acontece ainda uma ativação de substâncias de função negativa, como um subgrupo de prostaglandinas*, que favorecem a produção de radicais livres, de ação deletéria ao organismo. Por isso, o diabético tem até cinco vezes mais acidentes circulatórios do que as pessoas que não têm diabetes.

Essa situação de comprometimento circulatório pode atingir as artérias de médio calibre, que irrigam o cérebro, as vísceras abdominais e as pernas, e as de pequeno calibre, os capilares, que existem na retina, na pele, nos rins e também no cérebro, fazendo surgir as complicações da doença. Algumas podem provocar alterações apenas funcionais. Quando a glicose é normalizada, a situação é revertida. Contudo, outras vezes, não há condição de reversão, ou ela é muito complexa. Nesse caso acontece uma alteração estrutural do órgão.

---

* Proteínas que fazem parte do processo de inflamação do organismo e estão diretamente envolvidas tanto na restauração quanto no agravamento dos processos de entupimento das artérias, a aterosclerose.

O grande problema é que suportamos bem o excesso de glicose. Por isso é comum que pessoas vivam anos com diabetes sem sentir nada. No Brasil, estima-se que para cada diabético que sabe ser portador da doença há outro que desconhece sua condição. E é comum em nosso país que o diagnóstico da doença seja feito a partir da manifestação de uma de suas complicações, o que é muito cruel.

Atualmente, a maioria dos fatores que produzem as complicações do diabetes pode ser controlada com um bom tratamento. Mas, para isso, o paciente deve se conscientizar da necessidade de se tratar, ainda que não apresente sintomas. Como acontece em qualquer doença crônica, as conseqüências da recusa ao tratamento são sempre pesadas e, muitas vezes, não há chances de reversão. Por isso é fundamental que o paciente assimile essa verdade e a assuma em sua vida.

Basicamente, o surgimento de complicações está vinculado a dois fatores básicos: o tempo e a qualidade do controle. Quanto mais tempo de doença, maiores as chances de surgir uma complicação; e, quanto melhor o controle, menores elas são. Mas há um terceiro fator importante, a predisposição genética, que atravessa essas duas relações básicas.

Na verdade, a predisposição genética é um fator embutido em qualquer questão de saúde. Quando a Aids surgiu, e não havia ainda as drogas que hoje garantem a sobrevida dos portadores do vírus, muitas pessoas infectadas morreram logo, mas outras resistiram. Da mesma forma, uma parcela de pessoas consegue chegar aos cem anos, enquanto a maioria não. Existe na natureza um fator protetor que garante uma resistência maior. Mas nem todos possuem esse fator. Por isso há pessoas diabéticas absolutamente malcuidadas que não desenvolvem complicações, ao passo que outras, mesmo com um controle primoroso, sofrem agravamentos.

É dever do médico evitar sempre qualquer oportunidade de surgimento para a complicação, a despeito da predisposição genética do paciente, que ele, a princípio, desconhece. E, além disso, inúmeros estudos científicos demonstram que um controle intensivo da doença consegue prevenir as complicações em até 60%. Isso significa que quem tem diabetes e quer evitar as complicações da doença deve ter cuidado rigoroso com alimentação, atividades físicas e medicação, além de fazer a monitoriza-

• 24 • *Diabetes: Tudo o que você precisa saber*

ção da glicemia (testes de glicose feitos a partir de uma gota de sangue retirada da ponta do dedo).

Um dos mais significativos estudos sobre controle intensivo de diabetes foi realizado na década de 1980, com um grupo de 1.440 jovens acima de 13 anos de idade. O grupo foi distribuído por diversos serviços de cuidados com diabetes em centros universitários nos Estados Unidos e no Canadá. Nesses centros, alguns jovens receberam o tratamento convencional, enquanto outros foram tratados de forma intensiva, com o apoio de programas de educação em diabetes. O controle convencional acontece quando se aplica insulina de uma a duas vezes ao dia; durante o controle intensivo aplica-se insulina três a quatro vezes ao dia e realiza-se o teste de glicemia quatro vezes ao dia.

Os resultados obtidos foram tão extraordinários que precipitaram o fim da pesquisa. Depois de nove anos, verificou-se que as complicações oculares, renais e neurológicas diminuíram entre 50 e 60% nos jovens que haviam feito o controle intensivo do diabetes, em comparação ao tratamento convencional. E o estresse psíquico, que era a maior preocupação dos pesquisadores, não se evidenciou. No conjunto, a qualidade de vida dos jovens melhorou com o controle intensivo, segundo os testes aplicados.

Para quem lida com diabetes, esse estudo tem um significado muito importante, que nunca deve ser subestimado. Em um grupo de mil pacientes jovens, se 80% teriam uma neuropatia, o controle intensivo fará com que apenas 40% dessa população a tenha. Se 35% dos pacientes teriam insuficiência renal, 17% terão o problema caso se submetam a um tratamento primoroso. Trata-se de um impacto muito significativo.

Na verdade, estudos mais antigos já haviam apontado para os benefícios do controle intensivo. Quando não existia ainda insulina de longa duração, tampouco formas práticas de monitorar a glicemia, não restava ao paciente outra alternativa a não ser fazer várias aplicações de insulina ao dia. Dessa forma, ele acabava praticando um dos pilares do controle intensivo. Com isso, as complicações crônicas eram menos freqüentes do que atualmente.

A CITOTOXICIDADE DA GLICOSE

A insulina é um hormônio essencial que ativa uma cascata de funções fundamentais no organismo: quebra a glicose, armazena a sua sobra, guarda a gordura e estimula no núcleo das células a transcrição de genes para a produção das proteínas, que vão executar múltiplas funções no organismo.

Com exceção das células do cérebro e dos glóbulos vermelhos, todas as demais células do nosso corpo dependem da insulina para receber glicose. Entretanto, a entrada da glicose nas células depende de proteínas especiais, conhecidas como transportadoras, que são produzidas a partir do estímulo da própria insulina. São essas proteínas transportadoras que "introduzem" a glicose pela "porta" da célula, que foi aberta pela insulina. Trata-se, portanto, de um mecanismo interdependente: a partir da insulina, a glicose estimula nas células a produção das proteínas transportadoras, que, por sua vez, vão facilitar a penetração da glicose nelas.

Quando há muita glicose no sangue, é sinal de que ela não penetrou nas células e, com isso, elas ficam sem energia para rodar as suas engrenagens e produzir as proteínas de que o organismo necessita, inclusive as proteínas transportadoras. E, quanto maior a quantidade de glicose fora das células, maior terá de ser o seu esforço para entrar nelas. É o que se conhece como citotoxicidade da glicose, que pode acontecer em todas as células do organismo que dependem da insulina para receber glicose.

Sobretudo nas células do pâncreas, a glicose em excesso deixa de ser um estímulo linear progressivo para a produção de insulina e torna-se um fator bloqueador da produção e da liberação desse hormônio. E, quanto mais glicose, mais o pâncreas tem de trabalhar para produzir pelo menos a quantidade mínima necessária para o organismo manter o metabolismo. Por isso, pessoas que não cuidam do diabetes e vivem com altas taxas de glicose acabam por provocar a destruição parcial ou total do pâncreas.

A citotoxicidade da glicose é um conceito que teve uma repercussão na prática clínica muito grande e permitiu melhores estratégias de tratamento para alguns casos de diabetes. Quando ela surge no adulto, por exemplo, e é preciso lançar mão de medicamentos que aumentam a produção de insulina pelo pâncreas, nem sempre eles produzem o efeito esperado, por causa da citotoxicidade da glicose.

• 26 • *Diabetes: Tudo o que você precisa saber*

Em casos em que o paciente está muito debilitado, enfraquecido e perdendo peso, será preciso primeiro utilizar insulina, para que a glicose consiga entrar nas células. Isso significa não apenas facilitar a fabricação de insulina pelas células do pâncreas, mas também recuperar o equilíbrio metabólico de todo o organismo. Afinal, se a glicose estiver alta no sangue, ela também não terá penetrado nas células gordurosas, nas células musculares e no fígado.

Há muitos anos, durante uma visita a um centro de diabetes na Europa, assisti a uma cena inusitada para mim. Uma paciente, que usava uma bomba de insulina externa,* discutia com seu médico, pressionando-o a colocar nela uma bomba interna de insulina. A paciente considerava que aquela era a melhor solução para o seu caso.

Assistindo à cena, eu me perguntei, e ainda me pergunto, quando chegaremos no Brasil a ter esse padrão de esclarecimento e consciência em saúde, em que o paciente conhece a sua doença e exerce o seu direito de discutir com os médicos sobre os rumos do seu tratamento.

A função do paciente é brigar por sua saúde, e é uma pena que no Brasil isso aconteça muito raramente. O último movimento a que assistimos nesse aspecto foi a luta dos soropositivos de Aids no início da década de 1990, que teve resultados brilhantes. Hoje, somos um exemplo para o mundo inteiro no que diz respeito à cobertura de saúde para pacientes com Aids.

É uma pena que não tenha sido ainda criado no Brasil um movimento semelhante de luta pelas pessoas com diabetes. Embora o direito à saúde seja garantido em nossa Constituição, a maioria dos diabéticos nem sequer imagina que pode exigir na justiça o fornecimento de medicamentos e tecnologias para o controle da glicemia, como os glicosímetros e até mesmo as bombas de insulina.

---

* A bomba de insulina externa existe desde a década de 1970, mas apenas nos últimos dez anos foram criadas representações de seus fabricantes no Brasil, com assistência técnica. Além de disponibilidade financeira, a bomba de insulina requer raciocínio numérico e uma certa intimidade com aparelhos eletrônicos e informatizados, o que acaba inviabilizando o seu uso para a grande maioria dos pacientes.

Muitos pacientes diabéticos atentos já estão lutando por seus direitos, quer na Defensoria Pública, quer por meios particulares. E isso é fundamental, porque dar um passo adiante no tratamento não pode ser visto como luxo. A questão é que, como o diabetes é uma doença silenciosa, seus pacientes acabam tendo um comportamento silencioso também.

À medida que mais pessoas com diabetes se organizarem, elas vão conhecer seus direitos e, com isso, perderão o medo de ser demitidas ou desligadas dos planos de saúde, como acontece hoje. Organizados, os diabéticos podem ter uma vida melhor, e a luta política nesse sentido também deveria ser encampada por todas as associações de diabéticos.

...3...
Hipoglicemia:
o outro lado da moeda

Quando se perde parcial ou completamente a função do pâncreas, e o organismo deixa de contar com a ação eficiente da insulina, é certo que ocorram flutuações de glicose, que podem variar para mais ou para menos, em média 50mg%. Assim, em uma pessoa com diabetes mal controlado que tenha uma média de glicose de 200mg%, esta pode flutuar entre 150 e 250mg%. Mas, quando se controla a glicose em 100mg%, o que é muito bom, ela pode flutuar entre 150 e 50mg%. Quando os níveis de glicose baixam demais — hipoglicemia —, o corpo entra em sofrimento.

A hipoglicemia normalmente instabiliza o tratamento do diabético, pois pode resultar tanto num ligeiro mal-estar como num desmaio, que, dependendo de quando e como acontece, algumas vezes se transforma em um evento bastante grave. Uma hipoglicemia em quem está dirigindo um autómovel, por exemplo, significa um risco grande de acidente de trânsito. Mas todo diabético bem controlado está sujeito à hipoglicemia.

Em decorrência de sua importância, a hipoglicemia é o principal balizador do tratamento do diabetes. Não é raro que pacientes tenham de diminuir o nível do controle da glicose em função de um número inaceitável de episódios. Como faz parte do tratamento do diabetes, é importante que o paciente aprenda a lidar com a hipoglicemia, criando para si uma estrutura de prevenção a ela. E o conhecimento do que é a hipoglicemia é o primeiro passo para a criação dessa estrutura.

Todos nós temos diversos núcleos reguladores dentro do cérebro, mecanismos para manter o organismo adaptado a situações adversas, como frio, fome e sede. Entre esses reguladores

30 • Diabetes: Tudo o que você precisa saber

existe o glucostato, um núcleo que reconhece as quedas dos valores de glicose no cérebro. Em geral, se a glicose chega a 50, 60mg%, ele é ativado. O mesmo ocorre quando há uma queda de glicose significativa num período curto. Se uma pessoa passa de 300 para 150mg% de glicose em uma hora, seu glucostato também será disparado.

Nessas duas situações, o glucostato aciona uma resposta autônoma para aumentar a taxa de glicose no sangue, liberando hormônios. São eles o glucagom, a cortisona, a adrenalina, a noradrenalina e o hormônio do crescimento (GH). Cada um a seu modo, eles tentam compensar a queda da glicose bloqueando a liberação de insulina ou o seu efeito, produzindo glicose a partir de uma fonte de proteína ou gordura, liberando algum resíduo de glicose armazenado no fígado.

Esta primeira fase da hipoglicemia, denominada adrenérgica,* equivale à sensação de um estresse agudo. A pessoa fica pálida, seu batimento cardíaco se acelera, a pressão aumenta, há palpitação, a pele pode se tornar fria. Surgem ansiedade, sudorese, tremor e sensação de vazio. Em boa parte dos casos, a pessoa que entra em hipoglicemia consegue se refazer dessa fase adrenérgica comendo açúcar. Por isso, pessoas com diabetes devem andar sempre com balas, uma almofada de mel ou qualquer alimento doce.

Por vários motivos, o organismo pode não se recuperar e entrar em uma fase mais grave da hipoglicemia, a fase neurológica. Nesta, acontece a neuroglicopenia, que é a falta de glicose nas células cerebrais. É quando o nível de glicose cai ao ponto de fazer com que o cérebro passe a funcionar mal. Nessa fase, surgem os sintomas neurológicos da hipoglicemia, que são confusos.

A pessoa pode ficar irritadiça, agressiva ou preguiçosa, mudar completamente o seu padrão habitual de comportamento. Muitas vezes, apresenta distúrbios visuais e déficit de concentração, como se estivesse alcoolizada. Pode perder a noção de perigo e entrar como em carbonarcose, o mesmo que acontece com mergulhadores, que, ao invés de saírem de uma situação de risco, se entregam a ela. É comum acontecer ainda a perda do raciocínio abstrato ou numérico ou a perda da fluência verbal.

---

* Adrenérgica significa "da adrenalina", substância que atua no organismo em situação de estresse.

Uma manifestação motora que lembra um derrame ou convulsões pode surgir também, de forma transitória.

Em geral, o coma do diabético — que é o desmaio —, quando acontece, causa um grande susto, mas não representa risco de vida, mesmo quando o paciente entra em coma profundo. Na verdade, o coma só implica risco de vida quando acontece nos extremos da vida: antes dos seis e depois dos sessenta anos. E crianças que têm comas hipoglicêmicos repetidos podem apresentar mais tarde deficiências em seu sistema nervoso, devido a lesões no cérebro. Mas o fato é que quem desmaia e não recebe socorro imediato pode ter um acidente e, a partir dele, machucar-se gravemente ou morrer. Além disso, o coma muitas vezes pode ser confundido com o sono.

Normalmente, a manifestação neurológica costuma ser sempre a mesma para cada indivíduo. Então, se a família já conhece os sintomas, saberá como agir para uma intervenção rápida, de modo que o paciente recupere as suas funções normais. Uma das estratégias é ter sempre à mão um papel plastificado com um texto escrito com letras pequenas, que o paciente deve ler a uma certa distância fixa. Outra estratégia é pedir-lhe para contar de trás para a frente ou fazer operações aritméticas simples. Mesmo quando os sintomas já estão bem evidentes, é comum que o paciente negue que esteja em hipoglicemia.

Em função dos perigos que a hipoglicemia implica, existe a recomendação universal de que a pessoa que tem diabetes não pratique esportes de risco, como surfe e alpinismo, nem tenha profissões como a de mergulhador e aviador. Dirigir automóveis, por exemplo, não é proibido, mas existem regras que todos deveriam cumprir: fazer a glicemia capilar antes de dirigir para ver o nível da glicose e, se sentir qualquer alteração, parar o carro imediatamente. Além de ter sempre à mão o açúcar.

Em geral, a fase adrenérgica da hipoglicemia é suficiente para abortar a fase neurológica, porque o paciente se alimenta. Contudo, algumas vezes a fase adrenérgica é suprimida, fazendo com que a hipoglicemia surja já em sua fase neurológica. Em alguns casos, o organismo reage e a função cerebral é recuperada, mas outras vezes não.

Dois mecanismos podem fazer com que o organismo perca a resposta adequada dos hormônios salvadores, que dão o sinal da hipoglicemia, fazendo com que ela ocorra já na fase neurológica.

• 32 • *Diabetes: Tudo o que você precisa saber*

O primeiro deles diz respeito à própria deterioração do pâncreas. Assim como perde as células beta, que produzem a insulina, o órgão perde também as células alfa, que produzem o glucagom, que eleva o açúcar.

Na fase inicial da doença, o pâncreas pode liberar muito glucagom, concentrando muito açúcar no sangue. Com o passar do tempo, entretanto, ele deixa de ser produzido. Esse mecanismo acontece principalmente nas formas de diabetes do tipo infanto-juvenil. Outras vezes a falta do glucagom ocorre pela própria doença, que, por ser sistêmica e atingir toda a economia do corpo, afeta também o seu sistema de resposta hormonal.

O outro mecanismo que impede que a pessoa perceba que está entrando em sofrimento neurológico envolve a entrada de glicose no cérebro. Como já vimos, ao contrário das demais células, os neurônios não precisam de insulina para que a glicose chegue até eles, mas necessitam de proteínas especiais, as chamadas proteínas transportadoras.

Para preservar a função cerebral quando a glicose está baixa no sangue, o organismo ativa as proteínas transportadoras, levando mais glicose para o cérebro. Então, mesmo em hipoglicemia, o órgão permanece normal, sem estimular as respostas necessárias para dar o sinal de alarme da fase que se seguirá, quando o nível de glicose cairá de forma súbita no cérebro, fazendo com que ele entre rapidamente na fase neurológica.

COMO PREVENIR A HIPOGLICEMIA

Há várias maneiras de encarar o diabetes. Existem pacientes que negam a doença, por não conseguirem enfrentá-la, e existem aqueles que se tornam obsessivos pelo tratamento. São os pacientes que verificam a glicose várias vezes ao dia, anotam tudo, são detalhistas e fazem exercícios de forma rigorosa. Em geral, são pacientes tão rígidos com sua alimentação, que recusam o açúcar mesmo quando estão em hipoglicemia.

É claro que os dois extremos terão problemas. O primeiro porque sofrerá no futuro com as complicações graves da doença. No caso dos pacientes obsessivos, o excesso de rigor no controle acaba por se transformar em um risco muito grande. Se, por um lado, eles certamente estarão mais protegidos das complicações crônicas da hiperglicemia, por outro se expõem contínua e desnecessariamente a episódios de hipoglicemia que colocam suas vidas em risco. É preciso pensar nisso, para que o tratamento seja encaminhado com bom senso.

Evitar episódios de hipoglicemia é uma tarefa que envolve vários aspectos. O mais básico de todos diz respeito aos horários da alimentação. Não atrasá-las é a recomendação básica. É fundamental para quem tem diabetes alimentar-se com regularidade, em horários fixos. Quem tem diabetes pode entrar em hipoglicemia simplesmente se atrasar o almoço ou se comer menos carboidratos para perder peso.

Além da alimentação, a monitorização da glicemia, feita por meio dos "testes de dedo", deve ser freqüente. Embora seja um dos maiores incômodos do tratamento, é muito importante que o paciente diabético tenha sempre à mão o seu glicosímetro, faça a glicemia capilar com a freqüência recomendada pelo médico e anote os resultados, para orientar o tratamento e diminuir o risco da hipoglicemia.

Ainda que todas as precauções sejam tomadas, imprevistos podem acontecer. E surgem mesmo, já que vivemos de forma cada vez menos regrada. É muito comum, por exemplo, que uma pessoa com diabetes se esqueça de tomar o seu remédio ou não tenha substituído o almoço por uma barra de cereais, por falta de tempo. E, por causa da mesma falta de tempo, não faça o teste de glicose.

Em situações desse tipo, levam grande vantagem os que voltam sua percepção para a temperatura e a umidade de sua pele, para um desconforto, uma sensação de vazio, uma palpitação. Ou os que tentam sozinhos lembrar o número do telefone de casa ou ler a sua cédula de identidade ou qualquer papel escrito, para verificar se estão ou não entrando em hipoglicemia.

Há alguns anos, um de meus pacientes, que é insulino-dependente, passou por uma situação dramática. Ele foi seqüestrado com apenas um frasco de insulina e uma seringa. No cativeiro, comia apenas uma vez por dia um prato de feijão com arroz, um pão francês e um copo d'água. Seu risco de morte era enorme e a negociação com os seqüestradores durou dez dias. Além do instinto de sobrevivência, o que salvou esse paciente foi o fato de ele se conhecer muito bem, o que fez com que conseguisse controlar o diabetes, de forma magnífica, com apenas uma dose de insulina.

34 • *Diabetes: Tudo o que você precisa saber*

Priorizando sua sensibilidade para as manifestações do próprio organismo, treinando a percepção e usando pequenos artifícios, pode-se conseguir muito na prevenção à hipoglicemia. Quem tem diabetes precisa aprender a priorizar os sinais do seu sistema nervoso central e condicionar sua porção sensitiva para pressentir as manifestações iniciais da queda da glicose. É um exercício que exige paciência, mas funciona. Basta trabalhar na prática.

O que acontece na realidade é que a maioria das pessoas com diabetes comete erros primários. Certa vez, outro paciente estava em uma aula de inglês, e o professor, que conhecia a sua doença, percebeu que ele estava entrando em hipoglicemia. Apesar de avisado, o jovem saiu da aula e, em vez de combater a hipoglicemia rapidamente, foi direto para casa, que ficava do outro lado da cidade, dirigindo o seu carro. Naquela noite, às quatro horas da manhã, a família me ligou para dizer que o rapaz havia sido localizado no hospital de uma cidade vizinha, após ter batido em dez carros!

Quem tem diabetes não pode subestimar o perigo e tem de andar sempre com um suprimento de açúcar. E deve modular a quantidade de açúcar de acordo com a gravidade da hipoglicemia, o que nem todos fazem. É comum alguns pacientes aproveitarem a hipoglicemia para abusar do doce, o que pode ser perigoso. É importante não comer açúcar em excesso nessas ocasiões para evitar que a glicose se eleve demais, o que leva à aplicação de mais insulina, que vai fazer com que o tratamento se instabilize.

Há também pacientes que, apesar de terem informação, deixam de fazer o que é necessário para o controle da doença, como uma forma de suicídio lento. E, com isso, expõem-se à hipoglicemia. Já recebi em meu consultório pacientes em estado evidente de hipoglicemia que se recusam a aceitar um café com açúcar ou uma bala, dizendo que vão fazer um lanche na rua. São pacientes que não aceitam a prescrição mais elementar, que é levar sempre consigo um suplemento de açúcar. Por isso é tão importante entender a dinâmica psíquica de cada pessoa e inseri-la dentro do tratamento do diabetes.

É preciso notar, entretanto, que alguns pacientes, apesar de comerem nos horários certos e seguirem as prescrições de seus médicos, apresentam episódios constantes de hipoglicemia. Isto

Hipoglicemia: o outro lado da moeda • 35 •

porque existem outros elementos de controle que muitas vezes não são observados, como atividade física, influência do estresse, horários, local de aplicação da insulina etc. Além daqueles não passíveis de observação, como, por exemplo, a resposta de adrenalina do paciente. Apenas o próprio histórico da hipoglicemia do diabético poderá dizer se essa resposta é boa ou não. E isso exigirá paciência.

Por fim, no que diz respeito à prevenção da hipoglicemia, é preciso salientar a importância do glucagom, que é o maior antídoto da insulina e pode ser comprado na farmácia e guardado em casa. Com uma injeção de glucagom, evita-se chamar uma ambulância ou colocar uma pessoa desacordada no carro para levá-la a uma emergência de hospital. São muitos os casos de chamadas que recebo sobre um paciente em coma hipoglicêmico que trincou os dentes ou vomitou ao tentarem lhe dar açúcar. Se fosse aplicada uma injeção de glucagom, o processo seria abortado e todo esse drama seria resolvido rapidamente.

O problema do glucagom é que ele tem um prazo de validade pequeno e, como o paciente não o utiliza com a mesma freqüência com que usa a insulina, acaba por não tê-lo à mão. Dessa forma, o glucagom tem pouca saída e acaba sendo difícil encontrá-lo no mercado, embora não seja muito caro.

Assim como o controle intensivo do diabetes previne as complicações crônicas em 60%, em média, a educação intensiva na prevenção da hipoglicemia também produz excelentes resultados. Um dos trabalhos mais interessantes que conheci nesse sentido analisou dois grupos de pacientes: um que tinha educação formal sobre diabetes e outro que tinha educação intensificada na prevenção da hipoglicemia, com vários testes de dedo ao dia, respeito ao horário das refeições e atenção aos sintomas da hipoglicemia, para abortá-la de forma adequada. No segundo grupo, os comas hipoglicêmicos foram drasticamente reduzidos.

A verdade é que a maioria dos diabéticos acredita que tem capacidade de saber sozinha o valor da sua taxa de açúcar, e que por isso está protegida da hipoglicemia. Algumas pesquisas demonstraram que eles, de fato, acertam com razoável freqüência quando estão com a glicemia baixa. Mas, quando os níveis estão altos, o índice de erro é muito grande. Como o que se deseja é que a glicose se mantenha próxima do normal, todo paciente com diabetes precisa acompanhar a sua glicemia na freqüência

• 36 • *Diabetes: Tudo o que você precisa saber*

recomendada pelo médico. Sobretudo no momento em que o diabético está passando mal, fazer o teste de dedo é muito importante, pois, ao contrário do que costuma imaginar, nem tudo o que acontece em sua saúde tem relação direta com a doença. Se o paciente passar mal, dosar sua glicemia e ela estiver entre 80 e 200mg%, dificilmente o que está sentindo pode ser atribuído ao diabetes.

De forma geral, os diabéticos precisam se habituar a ter sempre à mão o medidor de glicose portátil e usá-lo de verdade. É preciso romper a barreira da vergonha e fazer os testes na freqüência recomendada e em público, quando necessário. O pâncreas faz continuamente milhões de testes por dia, e quem tem diabetes e uma certa instabilidade precisa fazer pelo menos de quatro a seis testes diários.

Outra questão é que a maioria das pessoas faz os testes de dedo apenas em jejum, quando toma a medicação. Mas ninguém vive em jejum. É preciso fazer em outros horários também. Se o paciente fizer um rodízio — um dia fizer os testes antes e uma hora depois do café, outro dia antes e uma hora depois do almoço, outro dia antes e uma hora depois do jantar ou antes de dormir, de madrugada e assim por diante —, depois de dois ou três meses o médico poderá ter um perfil bastante fiel do comportamento de sua glicose, o que é um dado extremamente valioso para o tratamento.

:

Existe um centro especializado em diabetes em Dusseldorf, na Alemanha, que tem uma característica bastante interessante: todos os pacientes ficam hospitalizados, quer na abertura dos diagnósticos, quer no retorno. Mas há um grande dinamismo nessas internações e as condutas pelas quais o paciente passa são modificadas de uma forma bastante inteligente, técnica e profunda. Com essa estratégia, esse centro obtém um controle muito eficiente dos pacientes e consegue diminuir neles as chances de complicação, porque eles são muito bem avaliados durante os períodos de internação.

É claro que não temos no Brasil condições técnicas, financeiras e nem mesmo culturais de implantar com sucesso um serviço deste tipo. Eu mesmo, em função das características do nosso país, quando faço trabalhos intensivos com diabéticos,

Hipoglicemia: o outro lado da moeda • 37 •

procuro descaracterizá-los ao máximo do ambiente hospitalar, fazendo colônias de férias em hotéis-fazenda ou em locais de praia. Entretanto, é inegável que um trabalho intensivo, em que se pode submeter o paciente a diferentes dosagens, estudos e avaliações por equipe multidisciplinar, pode dar excelentes resultados.

Em nosso país, infelizmente, não conseguimos sequer que os pacientes façam um número mínimo de glicemias capilares e anotem os resultados, o que é de fundamental importância para o tratamento. Na verdade, além da precariedade de recursos, o comportamento típico brasileiro conspira contra o tratamento do diabetes, além de fazer de seus pacientes alvos fáceis de empresas sem ética, que tiram proveito da ansiedade dos pacientes sobre a cura de seus males.

É muito comum o paciente perguntar ao seu médico o que ele acha de uma erva qualquer descoberta para a cura do diabetes, se ele leu uma determinada reportagem sobre alguém que ficou curado de diabetes com células-tronco, ou se o seu caso pode ser resolvido com um transplante. Esses pacientes estão muito mais concentrados numa solução milagrosa do que naquilo que realmente pode lhes garantir saúde.

A verdade é que, na prática, avanços tecnológicos vez por outra noticiados ainda não estão ao alcance das pessoas. Não existem possibilidades concretas de participação em programas experimentais, que são realizados em pacientes muito específicos. Pensar nisso é como jogar na Mega Sena acumulada. Alguém ganha? Certamente. Mas a maioria que joga perde e, portanto, se ilude.

Como o prisioneiro de guerra tem todo o direito de pensar em sua fuga, o paciente tem o direito de pensar na cura de sua doença. Mas, assim como o preso pode ser fuzilado em sua tentativa de fugir, o diabético também se arrisca muito quando investe em soluções mágicas — que definitivamente não existem ainda no diabetes. A cura do diabetes, se acontecer, ainda demorará pelo menos dez anos.

Cientes do filão aberto pela ansiedade dos diabéticos, empresas de má-fé utilizam a Internet ou outros meios para iludir os pacientes, e por isso nem todas as informações que o paciente recebe são verídicas. O paciente tem de conversar com seu especialista, seu médico de confiança, procurar informações privilegiadas. E, principalmente, deve se concentrar em otimizar seu tratamento, apesar da falta de distribuição de fitas reagentes para os testes de dedo, da falta de programas de educação em diabetes, da persistência dos mitos e de tantos outros fatores que dificultam em nosso país a vida de quem é portador da doença.

...4...
Por que se fica diabético?

Muita gente acredita que o açúcar é o causador do diabetes. É uma associação direta, já que é ele o marcador da doença no sangue. Entretanto, não é porque comem mais açúcar que as pessoas ficam diabéticas, como já vimos. O diabetes ocorre a partir da deficiência parcial ou total de produção de insulina pelo pâncreas, o que faz com que a glicose não siga o seu rumo natural para as células, onde será usada como combustível para a produção de calor e energia.

A obesidade, sim, é um fator de risco, pois contribui para o surgimento do diabetes, assim como o sedentarismo, o estresse e outros fatores metabólicos e ambientais negativos. Mas todos eles só resultam no surgimento do diabetes quando associados aos componentes genéticos da doença. É o que acontece no tipo mais comum de diabetes, a tipo II, também chamada de diabetes do adulto, que surge geralmente após os quarenta anos de idade. Cerca de 90% dos diabéticos têm o tipo II. Hoje se sabe que há não apenas um, mas vários genes relacionados com o diabetes. O que não significa que toda pessoa que traz um ou mais desses genes obrigatoriamente desenvolverá a doença.

Vamos imaginar que todos nós, quando nascemos, somos tal qual uma câmara nova de bicicleta. Lisinha, cheirosa, perfeita, pronta para rodar por muito tempo, quando colocamos nela a pressão correta. Tirando as exceções que confirmam a regra, até por volta dos vinte, trinta anos, temos disposição de sobra, porque há uma reserva funcional enorme no organismo jovem. Passar noites em claro, fazer noitadas, comer e dormir mal são hábitos que não chegam a abalar a vida nessa fase. É claro que um ou outro problema sempre existirá, mas, do ponto de vista médico, as pessoas estão saudáveis nessa fase da vida.

Dos trinta aos sessenta anos, a situação começa a mudar: chegam os problemas de trabalho, as preocupações com os filhos, as perdas de entes queridos e as dificuldades financeiras e emocionais. Normalmente a atividade física diminui, a compensação das frustrações recai na comida. E, então, a câmara do pneu de bicicleta, que antes recebia a pressão numa quantidade ótima, começa a receber pressão em excesso, fruto do estresse físico, metabólico ou psíquico a que somos submetidos. Com isso, um "ovo" começa a se formar num determinado ponto de sua superfície, seu ponto mais fraco, onde certamente romperá.

No organismo humano, acontece o mesmo. Com o tempo, as pressões comuns da vida se acumulam. E quando o estresse se torna insuportável, ou acontece uma grande perda, uma dor psíquica, um acidente e até mesmo uma outra doença, aquele ponto, que é o ponto frágil da câmara de ar, se rompe, precipitando os distúrbios de saúde. Todos nós temos um ponto fraco em nossa constituição genética, que pode nos tornar mais vulneráveis a uma doença auto-imune, ou ao câncer, às doenças reumáticas, às doenças psiquiátricas ou às metabólicas, nas quais o diabetes se inclui.

Há muitos estudos com conclusões surpreendentes sobre essa face da vulnerabilidade humana. Já foi verificado, por exemplo, que a morte de soldados muito jovens nos campos de batalha muitas vezes não se dá por um tiro, mas sim por causa de um enfarte. Isso demonstra que uma pressão psíquica muito grande pode levar à morte, até mesmo aos 18 anos. No caso desses soldados, o sistema circulatório era seu ponto fraco e foi ali que a pressão tornou-se insustentável.

Sobretudo no diabetes, uma questão importante é o fato de que quase a totalidade dos hormônios produzidos pelo organismo aumenta o açúcar no sangue, enquanto apenas a insulina é hipoglicemiante. Isso configura uma situação de risco para o equilíbrio da glicose em situações em que há aumento de outros hormônios, como a puberdade e a gestação. Se uma pessoa desenvolve hipertireoidismo e passa a ter muito hormônio da tireóide, o diabetes pode surgir, ou se agravar, se já existir. Qualquer doença que produza excesso de hormônios vai significar uma desvantagem para a insulina.

Hoje tem-se conhecimento de que as pessoas que apresentam o diabetes tipo II também são vulneráveis a outros distúrbios, como colesterol e triglicerídios altos, obesidade abdominal, hipertensão arterial, doença arterial obstrutiva e ainda, nas mulheres, ovário policístico. Há também marcadores químicos comuns como o aumento do fibrinogênio, da ferritina, do VHS* e dos glóbulos brancos. É muito comum que essas doenças, assim como esses marcadores, apareçam num mesmo indivíduo, e a presença de um deles aumenta muito as chances de surgimento de outros. Por isso, convencionou-se chamar esse quadro de síndrome metabólica.

Há pessoas que pertecem a um grupo de risco para o diabetes tipo II. São aquelas que nasceram com mais de quatro quilos, tiveram em algum momento da vida o açúcar alto e, no caso das mulheres, que possuem história obstétrica negativa sem uma causa definida, com abortos de repetição. Indivíduos que tiveram a glicose elevada ao tomar cortisona ou durante um estresse clínico, cirúrgico ou emocional também estão incluídos no grupo de risco, ou seja, são pessoas que certamente possuem os genes dessa forma adulta de diabetes.

Ao longo da vida, quem tem diabetes tipo II pode precisar de insulina, muitas vezes para poupar o pâncreas, já debilitado, de um esforço excessivo que poderá levar a uma falência definitiva do órgão. Entretanto, é muito raro que o diabético do tipo II chegue a zerar a sua produção de insulina. É este resquício de funcionalidade do pâncreas que proporciona aos diabéticos adultos condições mais estáveis de controle da doença, o que é mais difícil no tipo I, também conhecido como diabetes infanto-juvenil, imunomediada ou auto-imune, em que há uma destruição total das células produtoras de insulina.

O MECANISMO DO DIABETES TIPO I

Recorrendo mais uma vez às analogias, a reserva funcional do pâncreas atua no diabetes tipo II como o amortecedor de um

---

* VHS — Velocidade de hemossedimentação.

• 42 • *Diabetes: Tudo o que você precisa saber*

carro usado que, bem ou mal, faz com que o motorista não sinta um tranco muito forte ao cair num buraco ou subir numa lombada. Se em certo momento do dia o açúcar aumentar no sangue, ele vai liberar a insulina para não deixar que o açúcar dispare.

Quando há uma tendência de queda do açúcar, e o indivíduo corre o risco da hipoglicemia, a liberação interna de insulina é suprimida, e com isso as oscilações bruscas são evitadas.

No diabetes tipo I não há uma reserva funcional do pâncreas e as oscilações da glicose são mais violentas. O carro não tem amortecedor. E por isso será preciso entrar com a insulina para criar um amortecedor artificial, para evitar que o carro caia no buraco ou capote quando bater no quebra-molas.

Como o diabetes tipo I é uma doença auto-imune, o seu surgimento não está relacionado a um fator genético, mas sim a um marcador do código individual da biologia do indivíduo, a sua engenharia de funcionamento. Na vida intra-uterina, o organismo do feto reconhece todas as suas proteínas e, obviamente, todos os nossos órgãos, formando o sistema de histocompatibilidade, que define a comunicação entre os seus inúmeros tecidos. No diabetes tipo I, por uma falha, o sistema de identificação de proteínas não reconhece uma ou mais proteínas do pâncreas como próprias. Então, o sistema imunológico começa a atacá-las. A principal característica das doenças auto-imunes é a incapacidade de reconhecer o que é próprio do indivíduo, seja uma proteína, um tecido ou um órgão. É como se numa guerra um soldado perdesse o controle e começasse a atirar contra os seus companheiros, e não contra o inimigo.

Aproximadamente 0,5% da população tem diabetes infanto-juvenil. A doença tem um alto impacto porque altera a vida da família. A alimentação deve ser modificada e enquadrar-se em uma rotina de horários regulares. A criança ou o jovem precisará fazer com muita freqüência as aplicações de insulina e as glicemias capilares. A hipoglicemia grave também é mais freqüente no diabético tipo I.

O diabetes tipo I tem duas fases de maior incidência. Nos primeiros anos de vida os casos são poucos, aumentando por volta dos seis, sete anos de idade. Na puberdade, ocorre mais uma elevação na incidência da doença, que cai após os 17 anos de idade. O diabetes tipo I surge em geral de forma muito visível, com sintomas acentuados. As crianças começam a ter muita sede, enfraquecem, emagrecem, sentem tonteiras e têm dificuldade de ficar em pé. Começam a urinar a todo instante e podem voltar a urinar na cama, caso já tenham deixado de fazê-lo. A respiração também se altera e fica mais superficial, ofegante. Mau hálito também pode surgir. A fase de necessidade de insulina chega rápido. Em um mês, seis meses ou um ano, a criança ou o jovem não tem mais insulina. Essa é a regra, mas existem casos que fogem completamente a ela.

Embora não seja comum, o diabetes tipo I pode surgir após os quarenta anos. Certa vez recebi uma paciente de cinqüenta anos que não conseguia controlar o diabetes. Por meio do estudo minucioso do seu caso, com a dosagem de marcadores auto-imunes e de reserva pancreática, revelou-se um caso raro: aquela senhora, na verdade, tinha diabetes do tipo I. Nessas exceções, o diabetes tipo I se expressa de forma muito evidente, como é comum em crianças e jovens.

Assim como o diabetes tipo I pode surgir na vida adulta, também é possível encontrar o diabetes adulto em um jovem. Em casos dúbios, é muito útil a dosagem do peptídeo C, que provém da mesma molécula que dá origem à insulina — para cada molécula de insulina é produzida uma outra de peptídeo C. Como a meia-vida da insulina é muito curta, de apenas quatro minutos, e a do peptídeo C é mais estável, sua dosagem fornece uma noção muito precisa da condição do pâncreas em produzir insulina, o que permite determinar o tipo de diabetes.

Na maioria dos laboratórios, a normalidade do peptídeo C em jejum é de 0,9 a 4pmol/L. Quem tem a substância acima de 1 ainda tem reserva, ao passo que quem tem de 0,5 a 1pmol/L possui uma reserva residual, se o dado for confirmado em exames sucessivos. Mas, nas pessoas que têm níveis de peptídeo C abaixo de 0,5pmol/L, considera-se que não há mais produção interna de insulina.

Assim como acontece no diabetes tipo II, no diabetes infanto-juvenil as complicações também são tempo-dependentes, mas como o início da doença é demarcado com mais precisão, sabe-se que elas se tornam mais freqüentes a partir de 15 anos de duração da doença. Entretanto, as complicações diminuem muito quando há um bom controle, como já vimos.

Um estudo demonstrou que em pacientes tipo I muito bem controlados é possível obter uma taxa de complicação renal entre

• 44 • *Diabetes: Tudo o que você precisa saber*

1 e 3% após 15 anos de doença, enquanto cerca de um terço de uma população de pacientes mal controlados terá lesão renal.

OUTRAS VERSÕES DO DIABETES

Além das duas mais comuns — o tipo I e o tipo II —, o diabetes tem outras formas, como o diabetes gestacional (ver Capítulo 16), o transitório e o secundário, que pode ter diversas causas, sendo a perda do pâncreas a mais comum.

Perder o pâncreas é uma situação bem diferente daquela em que o órgão perde apenas as células beta, que produzem a insulina. Pode-se perder o pâncreas cirurgicamente, por motivos específicos, ou em função da destruição do órgão por uma pancreatite, doença que o inflama. Como é rico em proteínas com poder de autodestruição, o pâncreas é "derretido" pela pancreatite, como se houvesse sido derramada sobre ele uma substância cáustica. Alcoolismo, níveis muito altos de triglicerídios e pedras na vesícula são as causas mais comuns de pancreatite.

Entre as doenças genéticas que provocam o diabetes secundário, a hemocromatose é uma das mais comuns e menos conhecidas. A doença provoca depósito de ferro na pele e nos órgãos e também atinge o pâncreas. Há também o diabetes lipoatrófico, forma genética rara da doença em que a resistência à ação da insulina é tão forte que impede a formação de tecido gorduroso. Quem tem esse tipo de diabetes fica com as veias proeminentes e os músculos bem desenhados, como um fisioculturista. Existem algumas formas de obesidade genética em que a criança é muito gorda e tem retardo mental nas quais o diabetes também acontece.

O excesso de cortisona no organismo é outro fator que pode provocar diabetes secundário, seja por tumores da hipófise ou das glândulas supra-renais, seja em conseqüência do uso de drogas à base de cortisona. Aliás, uma série de drogas pode elevar a glicose no sangue, como diuréticos, betabloqueadores usados para hipertensão arterial e as que são utilizadas na terapia da Aids. Por isso, muitas pessoas que têm a doença acabam desenvolvendo também diabetes.

Entre os distúrbios hormonais, alguns provocam diabetes porque aumentam no corpo a circulação de hormônios hipergli-

Por que se fica diabético? • 45 •

cemiantes, ou seja, que elevam a glicemia. Uma delas é a acromegalia, causada pelo excesso de hormônio do crescimento. Enquanto na infância a doença provoca o gigantismo, na vida adulta, quando as cartilagens já fecharam, a acromegalia faz crescerem os ossos chatos, como o da bacia, da face, dos pés e das mãos.

É importante citar também as formas transitórias de diabetes, que acontecem quando o indivíduo sofre uma agressão física ou psíquica. É comum que pessoas tenham a taxa de glicose aumentada quando se submetem a uma cirurgia. Dessa maneira, como conseqüência de estresse físico ou psíquico, o açúcar alto é também um marcador de doenças severas, como o câncer. O que não significa que pessoas com taxas alteradas de açúcar devam se apavorar. Há inúmeros fatores envolvidos numa única questão clínica e cabe ao médico avaliá-las.

Ainda sobre as versões do diabetes, discute-se hoje um outro conceito da doença, que abrangeria suas formas mais brandas. São as chamadas diabetes leves, emocionais ou senis. Justamente por receberem um rótulo de "não-gravidade", essas formas de diabetes muitas vezes acabam não sendo tratadas adequadamente. Entretanto, elas são freqüentes e, do mesmo modo, lesivas.

Muitos especialistas, e incluo-me entre eles, não gostam, sobretudo, do termo "diabetes emocional", que seria aquela causada por um grande trauma, uma perda. É quando a doença surge no indivíduo logo após a morte do cônjuge, a prisão do filho, a falência da empresa e outras experiências duras e traumáticas. Como o fator emocional foi o desencadeante, há uma tendência a achar que, como o trauma não pode ser revertido, não há o que fazer. Mas o fato de ter surgido a partir de um fator emocional agudo não tira da doença todos os seus riscos e conseqüências, caso não haja tratamento adequado.

A incidência do diabetes vem aumentando tanto para o tipo II como para o tipo I. No tipo II, esse fenômeno está relacionado com a modificação do estilo de vida e com a ocidentalização — que traz em seu bojo mais estresse, menos exercícios, mais alimentos ruins. Um estudo famoso realizado nos Estados Unidos com cinqüenta mil enfermeiras magras obteve resultados muito significativos nesse sentido.

O grupo foi acompanhado por oito anos e, no final do estudo, verificou-se que as enfermeiras que passaram a assistir à televisão duas horas a mais por dia ou a ficar duas horas a mais sentadas se tornavam mais obesas e diabéticas. E aquelas que passaram a realizar atividades físicas, não necessariamente esportes, eram fisicamente ativas, reduziram em 34% a conversão para obesidade e diabetes.

Sobre a questão alimentar, um estudo comparativo entre grupos de japoneses e grupos de norte-americanos constatou que os japoneses comiam basicamente por necessidade biológica, nos intervalos de trabalho físico, enquanto entre os norte-americanos a motivação era muito mais emocional e social. As pessoas comem porque estão estressadas, para compensar frustrações, já que comer é um ato embutido na grande maioria das opções de lazer. Evidentemente, os japoneses apresentam uma incidência muito menor de diabetes e obesidade.

Sobre o aumento do diabetes tipo I, há várias teorias. Uma delas é o abandono do hábito da amamentação. Segundo alguns pesquisadores, o uso de leite não-materno nos primeiros seis meses de vida criaria uma proteína de reação à proteína do alimento, e esta mimetizaria o anticorpo que ataca a célula pancreática.

Uma outra teoria para o aumento dos casos de diabetes tipo I sugere que a reação do organismo a alguns tipos de vírus pode atacar as células do pâncreas. Embora o pâncreas não esteja relacionado com o vírus da caxumba, por exemplo, este pode produzir uma reação no corpo que vai se refletir de forma negativa no pâncreas, a exemplo do que acontece com os tecidos da parótida e dos testículos, que têm similaridade com o pâncreas.

Na vida, estamos sempre em movimento espiral, para cima ou para baixo. E nas doenças crônicas, a tendência é para baixo. Não há, em minha mesmo, sentimento humano mais prejudicial do que olhar para si mesmo e não gostar do que vê. Porque isso significa sentir-se incompetente frente aos desafios da vida, que são muitos. Pessoas que se sentem dessa maneira em geral não acreditam em si mesmas, nem nos outros, nem na sociedade. E se deixam levar pela espiral descendente, acabando no fundo do poço.

É esse o maior desafio de quem tem uma doença crônica: reverter o movimento descendente da espiral, interrompendo o processo de isolamento, autopiedade, medo e culpa. Trata-se de

Por que se fica diabético? • 47 •

um trabalho árduo, que exige muito dos pacientes, os quais, compreensivelmente, se fragilizam quando se vêem frente a um desafio tão grande como uma doença crônica. Mas é um movimento necessário, fundamental. É preciso retomar o movimento ascendente da espiral, apesar da doença.

Ter diabetes e superar a doença, ou seja, manter a qualidade de vida apesar das limitações, obrigatoriamente farão com que o indivíduo se conheça melhor, que tenha mais domínio sobre si, que se torne mais forte. Com isso, terá constituído uma base muito sólida em sua vida, que nada nem ninguém conseguirá tirar. É como o Aurélio Miguel, campeão de judô. Ainda que perca sua medalha ou brigue com a Confederação de Judô, ele continuará sendo quem é porque lutou para isso. Por trás de sua trajetória de vida, há uma grande consistência.

A vida nos exige força a todo momento, e para quem tem diabetes essa força tem de ser redobrada porque já se está em desvantagem. E não há ganho algum em abrir espaço para as lamentações ou a autopiedade, porque cabe a cada um resolver as suas próprias questões. Médicos, amigos e parentes podem ajudar, o que é muito bom, mas a força maior deve vir de dentro de nós. É preciso aceitar o fato de que todos nós estamos sujeitos a desafios desse tipo, porque há momentos em que a vida bate na gente.

Um boxeador pode ser altamente agressivo, ter muita resistência, um gancho de esquerda fantástico e um currículo de várias vitórias. Porém, se ele lutar com um adversário mediano, mas que sabe se defender — sabe se abaixar no momento exato, não deixa o adversário encostar nele e o agarra quando chega perto —, tem muitas chances de perder. O boxeador pode perder uma luta porque não sabe bater, mas também pode perdê-la por não saber apanhar. Na vida, é a mesma situação. No momento em que estamos por baixo, temos de saber apanhar, para não perder a luta.

...5...
O estresse no diabetes

O tratamento do diabetes não se restringe a fazer testes de dedo, tomar insulina ou comprimidos, seguir a dieta e praticar exercícios com regularidade. Além de todas essas questões, quem tem diabetes precisa investir muito em felicidade, o que, de forma concreta, significa combater os fatores que provocam o estresse crônico.

Sobretudo em países como o Brasil, que sofrem há várias décadas um processo de degeneração econômica e social, o estresse crônico tem se mostrado um problema grave. Ao contrário do estresse agudo, que acontece a partir de um susto momentâneo e provoca uma sobrecarga rápida de adrenalina, o crônico polui o cérebro com uma quantidade constante de cortisona, hormônio essencial para a disposição do indivíduo, mas extremamente prejudicial quando em excesso.

Cortisona demais desgasta o organismo, tira a qualidade do sono, perturba o equilíbrio do corpo, provoca distúrbios alimentares e desequilibra a personalidade, podendo tornar a pessoa agressiva ou apática. O excesso de cortisona pode levar até a loucura quando o indivíduo possui um núcleo psicótico mais latente. Tanto é que existe uma psicose orgânica causada pelo uso desse hormônio. Distúrbios como a doença de Cushing, que produz muita cortisona, provocam distúrbios de comportamento, fome exagerada e excesso de peso.

Tanto a cortisona como a adrenalina liberadas no estresse alteram o processo de armazenamento e liberação normais da glicose no corpo. A glicose passa em maior quantidade para o sangue e, quando armazenada, não é liberada pelo fígado aos pou-

• 50 • *Diabetes: Tudo o que você precisa saber*

cos, mas em grandes porções. Tudo isso torna o controle da glicose muito mais difícil. Esses hormônios vão fazer ainda com que as gorduras se liguem nas vísceras e na parede interna das artérias, entupindo-as. A cortisona é a responsável pela barriguinha do homem de meia-idade, antes reconhecida como a "barriga da prosperidade", mas que, na verdade, é um forte marcador de risco cardíaco.

Todas as autoridades nacionais e internacionais de saúde reconhecem que as pessoas atualmente estão morrendo por problemas de coração. Entretanto, o que há por trás desse fato são, sem dúvida, os distúrbios metabólicos, causados pelos maus hábitos da ocidentalização, pelo estresse. Os mesmos que estão aumentando significativamente a incidência do diabetes.

A verdade é que vivemos hoje num sistema extremamente injusto e perverso, que vem cobrando um preço alto sobre a nossa saúde e qualidade de vida. São inegáveis as melhorias políticas das últimas décadas, mas as conseqüências nefastas do capitalismo vêm nos atingindo de forma vital naquilo que temos de mais importante, que é a nossa saúde, e cada vez de maneira mais precoce.

Há pouco tempo, atendi um paciente de pouco mais de vinte anos que aparentava quase o dobro de sua idade. Ele acorda todos os dias às cinco e meia da manhã, dorme à meia-noite e passa quatro horas do seu dia dentro de um ônibus. Trabalha de dia, estuda de noite, não faz exercícios físicos e alimenta-se à base de sanduíches. Nos últimos cinco anos ele ganhou dez quilos. É, certamente, um forte candidato à obesidade e a outros distúrbios metabólicos, caso não consiga reverter o péssimo padrão de vida que possui.

Casos como o desse paciente são cada vez mais comuns, mas o corpo cobra um preço quando é submetido a desgaste e estresse exagerados. É como o carro que fica na garagem e só sai nos finais de semana e um táxi que roda dia e noite. O organismo estressado equivale ao segundo caso e, por isso, como o táxi, passamos a ter uma durabilidade menor e ficamos sujeitos a todo tipo de "enguiços".

No caso de quem tem diabetes, os efeitos do estresse são muito piores porque já existe um distúrbio metabólico estabelecido. E por isso o paciente diabético precisa apostar todas as suas fichas na eliminação dos fatores estressantes, por mais que isso possa lhe parecer difícil ou impossível. É evidente que poucos podem, ou conseguem, abrir mão dos confortos da vida urbana para se refugiarem numa praia, cercados pela natureza. Mas alguma atitude deverá ser tomada para uma vida menos estressante.

Como acontece com muita freqüência nas doenças crônicas, o ponto central do sofrimento do indivíduo não está exatamente na doença, mas em outras questões que, ao serem abordadas e enfrentadas, melhoram muito o quadro do paciente ou a sua postura diante da doença. De acordo com a psiconeuroendocrinologia, que estuda o metabolismo humano a partir das alterações emocionais e psicossociais, o estresse tem importância central no diabetes.

Por essa razão, é tão importante valorizar as questões comportamentais durante o tratamento do diabetes, o que se faz ajudando o paciente a obter uma visão global de si mesmo e de sua vida, para que as mudanças necessárias sejam feitas. Ainda que nem todos os problemas possam ser solucionados, certamente alguns são passíveis de mudanças. E todos nós temos o poder de promover mudanças, sobretudo quando elas são cruciais para a nossa saúde.

Pessoas com diabetes que já descobriram o prejuízo que o estresse acarreta mudaram suas vidas, tiveram coragem de enfrentar os problemas e acertar suas questões. E melhoraram. Assim como melhoram aqueles que, além de reformularem suas vidas, adotaram técnicas de relaxamento, que comprovadamente fazem baixar a glicose — uma aula de alongamento, ioga, dança, meditação ou uma reza. Não se trata de misticismo nem de curandeirismo. Isso é fato.

Muitas vezes, o que ocorre no diabetes assemelha-se àquela situação em que o indivíduo está com calor e insiste em aumentar o ar-condicionado enquanto a sua casa está pegando fogo. Às vezes, é difícil para o paciente enxergar como ele deve agir, o que o leva a insistir em posições que não o conduzem a lugar algum. Na verdade, isso é difícil para todos nós. Entretanto, é preciso mudar. Porque se existe algum propósito em doenças como o diabetes, sem dúvida é o de criar oportunidade para uma mudança de vida, uma revisão de valores.

• 52 • Diabetes: Tudo o que você precisa saber

O imenso avanço farmacológico das últimas décadas oferece agora um suporte técnico tão grande para a medicina que é viável trabalhar por resultados. Com medicamentos é possível baixar a glicose de 200 para 90mg%. E, se o paciente tiver colesterol alto, é simples normalizar suas taxas, também com medicamentos, ou controlar sua pressão.

É claro que alguns benefícios serão alcançados dessa forma. Inegavelmente é melhor ter o nível de glicose a 100mg% do que de 200mg%. Entretanto, acredito que resultados obtidos unicamente à base de medicamentos, que não envolvem uma mudança estrutural na vida do paciente, não podem levá-lo a uma melhora global de vida. Essa estratégia se assemelha a passar verniz sobre uma madeira cheia de cupim.

Por conta de todas as pressões da vida moderna, é comum que alguns pacientes queiram alcançar resultados imediatos em seu tratamento, nos quais sua participação se restringe a tomar os remédios prescritos na hora e nas quantidades certas. Entretanto, acredito que essa prática imediatista não funcione quando se tem diabetes.

De fato, é possível tomar tranqüilizantes para suportar melhor os problemas, ou tomar medicamentos para emagrecer sem esforço. Há sempre uma maneira mais fácil de resolver as questões, até mesmo as de saúde. Entretanto, no diabetes, está comprovado que a mudança de estilo de vida representa 50% do tratamento. Por isso não há sentido em tomar remédios apenas. O mais importante é investir em saúde e felicidade.

O povo diz que o tempo leva os problemas, o psicanalista diz que nós os elaboramos e eu, endocrinologista, acho que nós os metabolizamos. Os problemas fazem parte da vida e todos temos condições de superá-los. A questão é que não conhecemos nossa força interior. Trabalhei durante 26 anos em CTI e já vi situações de sofrimento que não imaginava suportáveis. E, no entanto, as pessoas conseguem superá-las. Afinal, é passando pelas mais diversas dificuldades que todos nós envelhecemos. É preciso ter coragem para enfrentar os problemas, que existem tanto para quem tem diabetes como para quem não o tem. E as soluções fáceis não costumam produzir efeitos reais. Na vida, infelizmente, não há vitória sem luta.

Há uma grande discussão filosófica a respeito do tipo de pessoas para o qual o mundo foi feito. Alguns acreditam que o mundo foi feito para os fortes, outros acham que o mundo é daqueles que têm um melhor poder de adaptação. Mas, com certeza, o mundo não é dos frágeis. E a força das pessoas se conhece quando elas estão em uma situação desfavorável.

PARTE 2

A VIDA COM DIABETES

···6···

O tratamento

Não se pode negar que a tecnologia vem tornando mais simples a vida de quem tem diabetes. Até os anos 1960, para saber se a glicose estava alta, o paciente tinha de provar sua urina para verificar se estava doce e vigiar a avidez das formigas às suas peças íntimas ou ao vaso sanitário que usava. Depois, a invenção de reagentes deu um mínimo de parâmetros ao controle da glicose. Mas o trabalho era complexo: era preciso misturar a urina ao reagente e aquecer a mistura. Pela cor que assumia, era possível saber, de forma muito rudimentar, a quantidade de glicose na urina.

O advento das fitas medidoras de glicose, nos anos 1970, diminuiu o trabalho. Molhando a fita diretamente na urina, era possível saber as condições da glicose, mas, ainda assim, a avaliação continuava grosseira. Se a cor da fita apontasse uma quantidade alta de glicose na urina, ela poderia ser tanto 180mg% como 500mg% no sangue. E, se estivesse abaixo de 140mg%, poderia estar em 120 ou em 30mg%. Não havia como saber.

Hoje, a monitorização da glicemia é feita com rapidez, pelo próprio paciente, com uma precisão muito semelhante aos exames feitos em laboratório. Os glicosímetros facilitaram muito a vida de quem tem diabetes e tornaram-se indispensáveis ao controle da glicose. Entretanto, não seria correto afirmar que eles, ou quaisquer tecnologias recentemente introduzidas no tratamento do diabetes, tenham sido decisivos para uma melhora global do tratamento da doença em nosso país.

O que se verifica é que, apesar da precariedade dos métodos de controle do passado, muitos pacientes daqueles tempos estão muito bem agora, vivendo sem complicações. Ao passo que pacientes de hoje, que contam com métodos bem mais simples de controle mas não os utilizam, dificilmente alcançarão, no futuro, uma qualidade de vida melhor, sem complicações crônicas. O fato real é: mais importante para o sucesso do tratamento do que qualquer tecnologia são a postura e o comprometimento do paciente frente ao diabetes.

Infelizmente, desde o início, há vários fatores que conspiram contra um bom controle da doença. Em regra, o paciente que acaba de ter o seu diagnóstico chega ao consultório do médico atormentado pelo que ouviu dos amigos e parentes, já que os casos que entram para o imaginário popular são sempre os mais escabrosos. Pouca gente tem para contar a história de um diabético que superou a sua condição e conquistou uma ótima qualidade de vida.

Por isso, considero fundamental que qualquer pessoa, ao saber que tem diabetes, restrinja ao máximo o número de parentes e amigos a quem contar o que está acontecendo com sua saúde. É importante que o paciente não ouça deles tudo o que conhecem sobre a doença — certamente seus piores e mais dramáticos aspectos — porque naquele momento inicial ele não está preparado para dissociar o que é verdade ou não e o que se aplica ao seu caso, que é único.

Ter diabetes e qualidade de vida significa investir em boa alimentação, atividade física e aspectos emocionais da vida, ou seja, diminuir os fatores estressantes. Trata-se, portanto, de fazer um investimento na saúde. Assim como as pessoas se propõem a fazer um investimento imobiliário em educação ou relacionamentos, quem tem diabetes precisa fazer um investimento sério em saúde, em qualidade de vida.

É claro que todos os recursos tecnológicos devem ser utilizados para controlar a glicose. A monitorização da glicemia capilar é necessária em todos os pacientes, levando em consideração a viabilidade econômica e a instabilidade metabólica do caso. No início do tratamento o sacrifício é maior. Em geral, para o tipo II, a princípio são necessárias duas glicemias capilares ao dia, mas depois, com o controle, apenas um teste diário poderá ser suficiente. Já nos pacientes do tipo I, mais instáveis, são necessários de quatro a seis exames ao dia.

Além dos resultados das glicemias capilares, a hemoglobina glicosilada é um exame de grande importância porque fornece a média da glicemia nos últimos dois ou três meses, assim como a frutosamina, que dá a média da glicemia nos últimos 15 dias. Esses exames mostram um panorama da situação metabólica do paciente e servem para conscientizá-lo sobre os progressos de seu tratamento. Mas a interpretação dos resultados cabe ao médico.

Na hemoglobina glicosilada, por exemplo, o resultado de uma pessoa que não tem diabetes deve ficar entre 4 e 6%. Se o paciente obtiver 8 como resultado, pode ser levado a acreditar que está tudo sob controle, já que 8 é bem próximo de 6. Mas um outro raciocínio pode lhe mostrar que não é bem assim. Se tomarmos o resultado 5 como média, podemos considerar que 10% dessa média equivale a 0,5 e 20% equivale a 1. Se o paciente está com 8%, na verdade está 60% acima da média de uma pessoa não-diabética, o que é muito.

Ainda sobre exames, temos, desde 2003, o "holter da glicose", ou sensor de monitorização contínua da glicose, que supera em muito as outras formas de monitorização, fornecendo dados preciosos para o tratamento. A nova tecnologia utiliza a excelente correlação que há entre os níveis de glicose do sangue e do tecido subcutâneo, oferecendo 288 medições de glicose ao dia. Trata-se de uma ferramenta muito eficaz para o aperfeiçoamento do programa de tratamento, pois permite ao profissional abrir a "caixa preta" do controle glicêmico, ainda que os dados não sejam lidos em tempo real.

Um pequeno eletrodo é inserido sob a pele do paciente para converter a glicose local em sinais elétricos mensuráveis. O índice glicêmico da pessoa é avaliado a cada dez segundos, e a média deles é registrada de cinco em cinco minutos em um monitor portátil, perfazendo as 288 medições de glicose diárias. Cabe ao paciente fazer um número estabelecido de testes de dedo e anotá-los em um relatório, no qual também deverá anotar horários de alimentação, sono, atividade física e outros eventos do seu dia-a-dia.

Ao final de dois ou três dias, o paciente volta à clínica e é feito o *download* das informações que estão contidas no monitor para um computador, no qual um *software* desenha as curvas de evolução da glicemia e emite gráficos que relacionam os índices com os eventos diários do paciente. Desse jeito, a monitorização

• 60 • *Diabetes: Tudo o que você precisa saber*

contínua da glicose fornece ao médico uma base de dados confiável. Infelizmente, porém, o exame ainda não é acessível à maior parte da população.

A monitorização contínua representa um grande avanço sobre a dosagem da frutosamina ou da hemoglobina glicosilada porque permite detectar com muito mais exatidão o comportamento da glicose. Em muitos pacientes que apresentavam um nível de hemoglobina glicosilada normal, o exame vem demonstrando que eles passam uma parte do dia em alta e a outra parte em baixa, o que é pior. Tem-se visto um número significativo de pacientes que durante a noite fica em estado de hipoglicemia, o que é um risco. Com os dados da monitorização contínua, o profissional pode intervir no tratamento para que isso não mais aconteça.

O único inconveniente da nova tecnologia é certamente o preço. Nos laboratórios, o uso do monitor por três dias tem o custo de um salário mínimo, o que inviabiliza o seu uso a uma boa parcela dos pacientes. É uma pena, pois essa nova tecnologia permite ao médico sobrepor uma parcela considerável das dificuldades existentes no controle da glicose. Como vimos, não há como determinar a reserva de açúcar no fígado ou nos músculos, a quantidade de hormônios do estresse e outros que estão circulando no corpo, as condições de metabolização dos demais nutrientes, a capacidade de absorção do intestino e mais um sem-número de fatores que influenciam no comportamento da glicose.

A impossibilidade de controle total sobre os fatores que alteram o comportamento da glicose nem sempre é bem compreendida pelos pacientes. Muitos chegam a pensar em abandonar o tratamento ao perceber que seus esforços nem sempre surtem o resultado esperado. Uma pessoa pode comer e se exercitar num dia mantendo níveis adequados de glicose, mas, no dia seguinte, com a mesma alimentação e exercitando-se da mesma forma, os níveis podem se alterar.

Ainda que as dificuldades existam, o aceitável hoje é que a glicose em jejum fique abaixo de 100mg% e que vá até 140mg% depois que o indivíduo se alimenta, como já vimos. Antigamente, se o paciente estava com 160mg% de glicose, mas não estava sentindo nada, a situação era considerada satisfatória.

Mas, com o tempo e o conhecimento maior da doença, a tolerância foi diminuindo gradativamente.

Hoje, sabe-se que quando o paciente tem uma média de glicose de 90mg% e passa para 120, 130mg% ele tem duas vezes mais chances de enfartar. Quando a média cresce para 170, 180mg%, há quatro vezes mais enfarte no homem e cinco vezes na mulher. E, se houver obesidade mórbida, a taxa de mortalidade é 12 vezes maior.

É claro que tudo deve ser individualizado. Não é possível usar números como dados isolados, e uma eventual glicose alta não significa que o paciente esteja mal controlado. Mas existe de fato uma relação direta, linear e proporcional entre o nível de glicose e o aparecimento das complicações, obviamente em função do tempo. Isso significa que a complacência com níveis altos de glicose é o que há de mais perigoso no tratamento do diabetes.

O profissional médico que cuida do diabetes vai trabalhar por objetivos e perfis para estabelecer metas de controle da glicose. Entre os inúmeros aspectos que o médico terá de observar, a idade do paciente é um critério muito importante, segundo o meu ponto de vista. Todas as limitações, regras e sacrifícios que o diabetes impõe devem passar por esse crivo fundamental, e, a partir dele, médico e paciente poderão construir juntos o melhor programa de tratamento, aquele que poderá proporcionar ao diabético a melhor qualidade de vida no presente e no futuro.

Em crianças e jovens, o investimento no controle da glicose tem de ser intenso porque sua expectativa de vida é muito grande. É preciso rigidez, até porque o diabetes tipo I é mais instável. Contudo, é preciso também um investimento muito grande nos aspectos emocionais da vida do jovem, para que ele construa uma base sólida, que lhe permita tomar as decisões certas sobre sua saúde, aquelas que não comprometerão a sua vida adulta.

Se considerarmos a vida do paciente uma reta, podemos perceber que um desvio de poucos graus no meio ou no fim da vida não representa uma alteração de ângulo muito grande. Mas na criança um pequeno desvio nessa reta pode, em quarenta anos, representar um desastre.

Nos indivíduos de meia-idade, a mudança do estilo de vida deverá ser a tônica central do tratamento, com sérios investimentos em alimentação, atividade física e estratégias que visem à diminuição do estresse. O paciente deverá entender que esse esforço pode representar o pulo do obstáculo, o escape de um evento cardíaco ou uma complicação que poderá afetar de forma dramática a sua vida.

Em pacientes com idade mais avançada, o fundamental será o apoio, a assistência. O rigor no tratamento deverá se adequar ao tempo de vida que resta ao paciente, sem exigir dele sacrifícios extremos e injustificáveis. Ainda que a rotina tenha de ser alterada para uma qualidade de vida melhor, é importante que o médico e a família tenham sensibilidade para perceber quais são as áreas de gratificação do paciente, a fim de preservá-las quando possível.

Existe uma idéia equivocada de que o diabetes tipo II é mais simples, porque, em geral, não se utiliza insulina. Essa idéia é muito prejudicial, pois faz com que muitos pacientes relaxem no tratamento. Com muita freqüência, eles se esquecem da dieta, deixam de fazer exercícios, não fazem os testes de dedo e não tomam os medicamentos de forma adequada.

A verdade é que o diabetes tipo I, apesar de mais instável, é mais simples porque envolve apenas um fator, que é a falta de insulina. Essa é uma vantagem sobre o diabetes tipo II, uma doença multifatorial na qual há muitos defeitos combinados: as células não aceitam a insulina, há problemas em seus receptores, o metabolismo dos órgãos é deturpado. Desde os genes até as mitocôndrias, há múltiplos erros no diabetes tipo II, enquanto no tipo I apenas um fator é preponderante.

Por isso, acredita-se que o diabetes tipo I seja mais passível de cura, no futuro, do que o tipo II. Se por meio da engenharia genética ou da eletrônica for possível substituir a função do pâncreas, o problema estará praticamente resolvido. Mas a mesma estratégia não surtirá efeito no tipo II, em que há outros defeitos envolvidos. Não há, por exemplo, cura para a obesidade, tampouco um bom tratamento. Pois, se houvesse, os norte-americanos, que são ricos, não estariam gordos como estão. Acho, inclusive, que a obesidade não tem solução porque envolve uma questão social. É possível minimizar o problema, individualmente ou em grupo, mas é impossível lutar contra um estilo de vida perverso.

Outras questões importantes

No Brasil, além das dificuldades próprias do diabetes, temos ainda outras, relacionadas com a situação socioeconômica do país, com a fragilidade de sua estrutura de saúde e ainda com o próprio modo de ser do brasileiro. Trata-se, na verdade, de um pacote de fatores que conspiram contra o bom tratamento da doença e que fazem com que seus pacientes sofram com complicações, como cegueira, insuficiência renal e amputações, e até mesmo com a morte, que é freqüente, como decorrência da falta de tratamento adequado.

A começar pelo diagnóstico, temos no Brasil uma situação grave, em que as pessoas levam em média seis anos para tomar conhecimento de que estão com diabetes. É comum, entre nós, que o paciente receba seu diagnóstico já em função de uma complicação da doença. Isto demonstra a pouca eficácia dos programas de rastreamento no país. Merece registro o que foi realizado em 2003 pelo Ministério da Saúde, mas a verdade é que os resultados práticos ficam muito aquém dos necessários e desejados.

Por suas próprias características, o diabetes exige um acompanhamento médico multiprofissional difícil de se obter dentro de uma estrutura de saúde em que há dificuldades de se conseguir uma consulta. Felizmente, as exceções existem, mas em geral, o diabético que depende exclusivamente do sistema público de saúde para se tratar enfrenta grandes dificuldades para obter um bom tratamento.

Entre os que têm acesso a um atendimento médico particular, as dificuldades também existem e a questão do diagnóstico é do mesmo modo complexa. O brasileiro não tem o hábito de fazer exames regulares, e mesmo quando esses são oferecidos no ambiente de trabalho os resultados são pequenos. Muitas empresas gastam fortunas com exames periódicos para seus funcionários que resultam em nada, ou quase nada. Uma parcela não comparece aos exames, outros nem sequer vão buscar o resultado e, para aqueles em se detecta uma alteração, não há, em regra, a cobertura de um serviço social para acompanhamento ou qualquer estrutura que possa abordar problemas de fundo psicossocial. E sobretudo para os homens, que tradicionalmente não gostam de tratar da saúde, essas estratégias seriam da maior importância.

Já realizei trabalhos de rastreamento em empresas de grande porte, e quando se detectam níveis alterados de glicose, são feitas advertências como "procure um especialista" ou "você precisa melhorar sua dieta", que efetivamente não surtem quase efeito algum. Não há estratégias que verifiquem se o indivíduo realmente foi ao especialista ou o que ele come na hora do almoço. Não há pressão alguma para que o trabalhador vença os empecilhos da falta de tempo para tratar de sua saúde.

Os exames de rotina para verificar os níveis de açúcar no sangue também não ajudam muito porque, ao forçarem um jejum de 12 horas, trabalham com uma situação artificial. Do ponto de vista fisiológico, o jejum começa seis horas depois da última refeição. Se uma pessoa come às dez horas da noite, às quatro horas da manhã ela entra em estado de jejum, portanto, se toma o café-da-manhã às oito horas, passa apenas quatro horas em estado de jejum. Essa é a situação habitual, bem diferente de quando se força um jejum de 12 horas para dosar a glicose. Além disso, muitas pessoas que vão fazer um exame inconscientemente alteram o seu comportamento, deixam de comer errado na véspera. Assim, uma taxa um pouco alterada é reduzida e o resultado será normal.

Em todos os casos em que se verifica alguma alteração nos níveis de glicose, seria relevante realizar testes mais eficazes, como a curva glicêmica ou a relação glicose/insulina. Semelhante a uma prova de esforço cardíaco, em que se examina se as coronárias estão entupidas, a curva glicêmica é uma prova de sobrecarga ao pâncreas. O que se faz é dar uma grande quantidade de açúcar para o indivíduo e observar seu comportamento. O sangue é colhido antes e após a ingestão do açúcar, de meia em meia hora. O normal é que o nível da glicose não passe de 130, 140mg% duas horas após a ingestão do açúcar, seja qual for a quantidade ingerida. Níveis mais altos, acima de 200mg%, são indicativos de diabetes.

Mais uma questão crítica do tratamento do diabetes é a da estrutura de saúde. É preciso reconhecer as melhorias dos últimos anos. Alguns programas governamentais estão funcionando, como o Médico de Família. Muitos grupos de pacientes diabéticos vêm sendo formados para a troca de experiências nos postos de saúde e algumas universidades possuem centros de excelência multiprofissionais para os diabéticos. Mas a demanda de pacientes aumenta com uma velocidade que nem os centros de excelência conseguem acompanhar. E, como em regra não existem programas específicos de educação em diabetes na rede pública, é quase impossível fazer pacientes diabéticos sem sintomas persistirem em seus tratamentos.

A falta de um tratamento integrado também traz conseqüências drásticas aos diabéticos. Muitas vezes o paciente trata a glicose com um médico e o coração com outro. E o cardiologista receita um remédio para pressão que piora o metabolismo de gordura e de glicose. Ou o psiquiatra prescreve um remédio que gera aumento de peso. São problemas que não existem quando o paciente tem acesso a um tratamento multidisciplinar e integrado, em que os profissionais mantêm um canal de comunicação. É evidente que há pacientes que se tratam com mais de um profissional e esses trocam informações entre si, mas infelizmente não é essa a regra.

O custo é outra questão que não pode ser ignorada no tratamento do diabetes. Cada vez mais o preço dos medicamentos é um problema crítico para quem convive com a doença. Até há poucos anos, na consulta, o paciente não perguntava ao médico o preço do medicamento prescrito. Hoje é muito difícil que ele saia do consultório sem fazer essa pergunta. Mesmo na classe média, o fator econômico se tornou fundamental na hora de planejar o tratamento.

Já temos no Brasil tecnologias de ponta para o controle do diabetes, como a bomba de insulina, mas elas são absolutamente inviáveis para a grande massa da população. Essa bomba — tem o preço de um carro popular — 16 mil reais — e seu custo de manutenção é de cerca de mil reais por mês. Essa questão acaba por produzir uma outra, que é a falta de experiência dos médicos com as tecnologias de ponta, que, de fato, podem representar um *upgrade* para o tratamento do diabético.

Todo profissional aprende com a experiência, e se pouquíssimas pessoas podem manter uma bomba de insulina, é natural que pouquíssimos profissionais acumulem conhecimento para lidar com ela. É compreensível que um médico não indique uma tecnologia com a qual não tenha familiaridade, que não domine completamente. Esse é um problema que não existe em países de

• 66 • *Diabetes: Tudo o que você precisa saber*

bom nível socioeconômico, nos quais a cobertura governamental ou dos seguros de saúde permite ao diabético acesso ao que há de mais moderno para o controle de sua doença.

É importante perceber, entretanto, que a questão comportamental estará sempre presente como um fator fundamental do tratamento, a despeito de qualquer tecnologia. A bomba de insulina requer do paciente certa desenvoltura de raciocínio e intimidade com aparelhos computadorizados, mas também exige comprometimento, disciplina e testes de dedo freqüentes. Usar bomba de insulina e não se comprometer com o tratamento é como ter um jaguar e não saber dirigi-lo. O jaguar é maravilhoso, mas se o motorista for ruim, pode bater no primeiro poste, enquanto quem tem um carro popular e sabe otimizá-lo pode rodar por anos, sem problemas.

No Brasil, por passarem anos sendo tratados de maneira inadequada e sem orientação, os diabéticos acabam se tornando pacientes de alto custo, com insuficiência renal, cegueira, amputação e infecções repetidas. E não é fácil reverter essa situação. Para que isso aconteça, seria preciso investir muito em prevenção, em mudança de estilo de vida. Muitos brasileiros são alcoólatras e não se reconhecem como tal, são sedentários, fumam, estão acima do peso, estressados e têm como lazer apenas os programas gastronômicos e etílicos. E sem uma assistência de saúde capaz de enfrentar essa situação, o que se pode esperar é que a epidemia de diabetes, como já alertado pela Organização Mundial de Saúde, faça de nosso país o campeão de mais uma desgraça.

Além disso, pacientes diabéticos em nosso país em geral se envergonham de sua doença, ao contrário do que acontece nos países mais desenvolvidos. Por conta disso, inúmeros prejuízos acontecem, tanto no processo de aceitação da doença quanto no tratamento. O maior exemplo são as glicemias capilares, que muitos não aceitam fazer em público. Se um diabético sai com um grupo de amigos para um restaurante, por exemplo, e precisa medir a sua glicemia, ou ele o faz às escondidas no banheiro ou não faz o exame, o que é mais comum.

É fato que esse comportamento vem mudando, mas ainda muito lentamente. Em alguns países já é um procedimento comum para as pessoas que têm diabetes andar com uma medalha de identificação. Se uma hipoglicemia ocorre e elas forem encontradas inconscientes, a partir das informações contidas na medalha uma central de informações é acionada e todos os seus dados são disponibilizados. Quando o diabético entra na emergência de um hospital, esse sistema sinaliza para a equipe o que pode ou não ser feito. Não apenas no diabetes mas em muitas outras doenças essa identificação significaria uma chance de sobrevivência e recuperação muito maior.

O fato é que as pessoas que assumem a sua doença, ainda que possam ser discriminadas em algumas situações, são sempre mais protegidas e estão lutando pelo fim do preconceito, o que é muito bom. Todas as pessoas estão sujeitas às doenças e não há motivo de se envergonhar delas. "Sair do armário" e assumir sua condição é humanizador e demonstra coragem e evolução.

Inúmeros profissionais de saúde brasileiros vêm dedicando suas vidas para minimizar os problemas relativos ao diabetes e, por isso, muitos avanços foram conquistados na qualidade dos serviços nos últimos 15 anos. Mas esses profissionais encontram diariamente várias dificuldades. Sofrem com a falta de rigor típica do nosso país, que na medicina tem efeitos desastrosos. Ainda se transige muito no Brasil em questões médicas, o que é um absurdo, pois a medicina trabalha com vidas. Não é possível cumprir devidamente as funções médicas num sistema em que os resultados dos exames não chegam e os horários não são cumpridos.

Profissionais sérios sofrem especialmente com o nosso "latinismo", cujo resultado é a sobreposição da passionalidade ao profissionalismo na prática médica. Temos no Brasil "donos" de enfermarias, "donos" de serviços. Em países mais amadurecidos nesse sentido, ainda que outros problemas possam ocorrer, um médico sempre encaminhará o seu paciente a um colega que tenha reconhecidamente mais experiência que ele sobre uma determinada questão, independentemente de simpatias ou antipatias pessoais. Não há o sentimento de posse sobre o paciente, tão comum aqui.

Muitas empresas internacionais deixaram de investir em pesquisas no Brasil por causa dessas questões. Uma greve em um hospital universitário em nosso país pode pôr a perder uma pesquisa de anos. Essa falta de rigor no comportamento e no profissionalismo gera uma espiral negativa. É claro que esta-

mos melhorando, mas o "fenômeno Brasil" conspira contra a saúde, e os profissionais dedicados e sérios acabam sofrendo com isso. Infelizmente, não existe uma política de investimentos em saúde em nosso país e, por isso, se mantém um sistema completamente cruel e distorcido, no qual são gastas imensas quantias de dinheiro para intervir em agravamento de doenças que seriam facilmente evitáveis a partir de estratégias simples.

O ideal seria um trabalho sério na prevenção do diabetes, em sua identificação e tratamento apropriados, o que resultaria em até 50% de chances de cura (remissão), assim como numa redução drástica de suas complicações. Entretanto, se para quem está no topo da pirâmide social já é difícil arcar com os custos e cuidados que a doença exige, o que dizer de mais da metade da população que não recebe sequer um salário mínimo?

No Brasil, além de graves problemas como pobreza, falta de saneamento, precariedade na educação, violência e fragilidade do Estado, estamos agora fazendo uma péssima troca: a fome pela obesidade. Mas, se por um lado uma cesta alimentar acaba com a inanição, no diabetes, associado em alto grau à obesidade, a questão é muito mais complexa. Inserida na síndrome metabólica, a obesidade no Brasil já mata mais do que a desnutrição.

...7...
Insulina e medicamentos

Injustamente, a insulina goza de péssimo conceito popular. As pessoas a vêem como um recurso terminal, utilizado quando o paciente chega a um estágio crítico de sua doença. O fato de ser injetável também conspira contra a insulina. Culturalmente, detestamos injeção. E talvez pelo fato de envolver o uso da seringa, existe a crença de que a insulina vicia, o que não é verdade.

A realidade sobre a insulina é que ela é uma medicação fantástica e não há razão para resistir ao seu uso. A insulina é própria do organismo, não faz mal, é natural, e igual à que o pâncreas produz. Não tem efeito colateral ou cumulativo e não perde o efeito com o uso. Não ataca o fígado, os rins, o sangue, não dá gastrite, erupção cutânea, alergia — nada.

Dizem que a insulina engorda, e isso é verdade. Por ser um hormônio anabolizante, aumenta os estoques de energia, as proteínas que formam a massa muscular e os depósitos de gordura. Com isso, o peso corporal aumenta. Mas há também a questão genética, que importa muito na questão do aumento de peso no diabetes.

Em regra, o diabético infanto-juvenil é magro porque o padrão biológico magro está associado ao modelo genético que predispõe àquela forma de diabetes. Já algumas pessoas obesas se tornam diabéticas porque cansaram o pâncreas, forçando-o a trabalhar em regime de "hora extra" para dar conta de um aumento de massa corporal. Mas já existe, nesse caso, um defeito combinado. Tanto é que em muitos casos a obesidade precede o aparecimento do diabetes.

70 • Diabetes: Tudo o que você precisa saber

Essa questão genética é observada em outros distúrbios metabólicos. No hipotireoidismo, por exemplo, espera-se que o paciente emagreça quando começa a tomar hormônios da tireóide. Mas isso nem sempre acontece porque algumas pessoas também têm predisposição genética para a obesidade. Trata-se de um fator paralelo, e não secundário, em alguns casos.

Como sabemos, a obesidade é uma questão complexa e multifatorial, em que até os fatores ambientais têm grande influência. Mas é preciso notar ainda que toda vez que o paciente com diabetes está mal controlado, ele está catabólico, espoliado. E, quando começa a controlar a glicose, quer com comprimidos, quer com insulina, é natural que ganhe peso porque o alimento, que saía pela urina, passa a ser retido no corpo. Em média, a pessoa ganha três quilos quando começa a utilizar a insulina.

Um outro fato a considerar é que a insulina aumenta a reabsorção de sódio pelos rins. Por isso algumas pessoas ficam inchadas no início do tratamento do diabetes, em decorrência dessa ação do hormônio. No entanto, essa inchação normalmente é revertida em pouco tempo, com o tratamento.

Ao contrário da maioria dos medicamentos, cujas doses são prescritas a partir do peso do paciente, a insulina depende da resposta individual. Há pacientes que tomam microdoses de insulina e obtêm ótimos resultados. Outros precisam de mais insulina para atingir um bom controle. Não há uma fórmula, uma prescrição predeterminada que surta o resultado esperado. Trabalha-se com ensaio e erro, a partir de uma lógica científica e experiência. Se o paciente um dia estiver com um certo nível de glicose, ingerir uma certa quantidade de alimento e precisar de uma certa dose de insulina, isso não significa que a regra vai funcionar exatamente da mesma forma no dia seguinte.

Na verdade, há vários fatores que predispõem ao erro na aplicação da insulina. Em primeiro lugar porque ela não dura quatro minutos como a insulina fabricada pelo pâncreas. Ela dura muito mais, já que é associada a um fator que prolonga sua ação. Algumas formas de insulina podem agir por até 24 horas, o que cria uma situação completamente diferente da natural. Em segundo lugar, quando subcutânea, a insulina não vai direto para o fígado, onde agiria junto com a glicose. A maior parte da insulina aplicada — cerca de 85% — percorre todo o organismo e apenas o restante, em média 15%, vai para o fígado. Este é, certamente, um grande fator de erro para o controle da glicose.

A verdade é que ainda é precário o acerto da glicose e da insulina, e, apesar do avanço tecnológico que cerca a doença, e que certamente garante ao paciente uma autonomia de controle parcial, a medicina ainda está longe do ideal. O que não reduz em nada as vantagens de utilizar insulina quando necessário. Infelizmente, o início do uso da insulina é freqüentemente postergado entre os diabéticos adultos, o que aumenta o risco de complicações crônicas e diminui a vida útil do pâncreas.

Não contamos ainda no Brasil com um número de especialistas proporcional ao número de diabéticos, e faltam profissionais para lidar com os casos mais complicados. Por isso, a insulina é utilizada apenas para evitar que a glicose suba muito ou que o paciente entre em hipoglicemia, quando, na verdade, ela deve ser otimizada para melhorar a média do controle e a qualidade do tratamento.

Segundo estimativas, a cada ano 7% dos pacientes diabéticos adultos passam a precisar de insulina. São pessoas cuja glicose atinge níveis acima de 140mg%, o que os faz ingressar no grupo de risco de complicação. Entretanto, estudos demonstram que o consumo de insulina no Brasil é muito menor do que o esperado, em face do número de diabéticos.

Sobre o paciente, é compreensível que ele não queira tomar a insulina. Trata-se de uma manifestação de autoproteção muito presente nas doenças crônicas. Mas, a partir de um determinado ponto, não tomá-la torna-se um prejuízo para o paciente, porque ele deixa de se beneficiar de uma estratégia muito importante para a manutenção de sua saúde. E muitas vezes isso ocorre por causa de um medo desproporcional à realidade dos fatos.

Durante um curso de imersão na Dinamarca, tive de passar um período vivendo como um diabético. Faziam parte do programa restrições alimentares, várias glicemias capilares e várias aplicações de insulina ao dia — na verdade, uma solução salina, já que não tenho diabetes. Ao final dessa rica experiência, o que mais me surpreendeu foi o fato de que a aplicação da insulina era muito menos incômoda do que eu imaginava. Até então, acreditava que a glicemia capilar fosse a parte mais simples do controle, quando ela, na verdade, é muito mais incômoda do que a aplicação da insulina, que é totalmente indolor.

• 72 • *Diabetes: Tudo o que você precisa saber*

Antigamente a história era de fato diferente, pois as agulhas eram grossas, mas hoje elas são siliconizadas. É claro que cada pessoa tem uma sensibilidade diferente, mas realmente foi uma surpresa perceber o quanto é simples a aplicação da insulina. E em meu consultório a grande maioria dos pacientes se surpreende favoravelmente quando aplica a insulina pela primeira vez.

Como em tudo no diabetes, o grande segredo da insulina é ritualizar o seu uso, aceitando-a como parte da rotina diária. Médico e paciente devem construir juntos e artesanalmente um programa de prescrição para o sucesso do tratamento. Nunca se deve resistir à prescrição da insulina, porque isso só trará prejuízos no futuro. Por isso, é muito importante que pessoas com diabetes conheçam a insulina e saibam como ela funciona, porque esse entendimento será muito útil durante o tratamento.

A CÓPIA DA CHAVE

Em pessoas que não têm diabetes, o desenho de uma chave reproduz muito bem a curva diária de elevação da glicose. Existe uma base contínua, equivalente à quantidade de glicose que o organismo necessita para funcionar, e várias "corcovas", proporcionais à quantidade de carboidratos, principalmente, de cada refeição. Exemplificando: cada vez que comemos, a glicose vai de 80 para 120mg%, retornando depois para 90mg%.

Quanto à curva de liberação da insulina, ela é como uma cópia dessa chave, acompanhando as elevações da glicose. Há uma liberação mínima e contínua do hormônio, para a manutenção do metabolismo (a insulinização de fundo ou insulinização basal), e quantidades extras de insulina que são liberadas de forma proporcional à quantidade de carboidratos de cada refeição. Esta insulina liberada dura o tempo de uma digestão, ou seja, cerca de duas horas. Então, nas refeições, a insulina, que era de cinco microunidades/mL no sangue, vai para trinta e volta para dez unidades, em média.

Quando o pâncreas não funciona adequadamente, torna-se impossível fazer a cópia da chave. A glicose se eleva e não há controle. Por essa razão, é necessária a introdução da insulina, mas não apenas para manter a glicose em níveis baixos. É importante que a insulinização reproduza o desenho da chave original

Insulina e medicamentos • 73 •

de forma mais aproximada possível. E aí está o grande desafio do tratamento do diabetes.

Pacientes que têm um resíduo de produção de insulina pelo pâncreas (diabéticos do tipo II ou tipo I na fase inicial) certamente contam com a insulinização basal. Assim, o uso da insulina terá como objetivo a complementação desse resíduo, que, embora pequeno, é muito importante. Isto porque, quando a insulina aplicada sobrar, a interna será reduzida e até zerada, se necessário, minimizando os efeitos pontuais de um excesso de insulina, que provocam as hipoglicemias. E, quando se aplica insulina em quantidade pequena, o pouco que o pâncreas ainda pode liberar complementa a necessidade. Com isso, há uma certa estabilidade no nível da glicose.

É por essa razão que o tratamento do diabetes infanto-juvenil é mais estável no início da doença, enquanto o pâncreas ainda consegue produzir alguma insulina, e torna-se bem mais difícil quando a produção do órgão cessa por completo, o que ocorre no máximo um ano após o surgimento da doença. Entretanto, existem diabéticos adultos que chegam ao ponto de zerar a produção de insulina, exatamente como acontece com o infanto-juvenil. Nesse caso, seu controle também se tornará mais complexo.

Não é simples acertar o ponto da insulina, e médico e paciente devem trabalhar arduamente para isso. Pelo menos três meses são necessários para que se consiga, de modo satisfatório, manipular as informações, a fim de que o tratamento tenha êxito. Durante esse período, o contato entre médico e paciente deve ser freqüente, para que o programa estabelecido se aprimore. Resumidamente, o médico estabelece as regras e o paciente faz o auto-ajuste diário. E, quando há alguma intercorrência — virose, gastrite, estresse, febre, entre outras —, o médico estabelece um outro modelo temporário de tratamento.

Na verdade, o processo de ajuste da insulinização se assemelha ao treinamento de um esportista, no qual o técnico — na verdade, o médico — usa a sua visão privilegiada para orientar o nadador (paciente). Cabe ao técnico ver se ele está largando com muito ou pouco impulso, se vai ter fôlego de chegada, se está fazendo a virada correta ou incorretamente. Trata-se de um trabalho de interação, cujo objetivo é melhorar, aprimorar. O

• 74 • *Diabetes: Tudo o que você precisa saber*

paciente vai trazer a sua visão, e o profissional, com sua experiência, procurará fazer a melhor composição para aquele caso.

O médico, diante do paciente insulinopênico, ou insulino-dependente, poderá utilizar diversos tipos de insulina, mas, de forma generalizada, existem quatro tipos mais usados: a insulina de depósito (NPH), que, em tese, dura 24 horas, embora na prática a sua duração seja bem menor; a análoga da insulina de depósito; a insulina de ação rápida ou regular e a análoga da insulina rápida, a ultra-rápida. O sistema público de saúde fornece gratuitamente a insulina de depósito NPH e a rápida.

As insulinas análogas são insulinas mais modernas que produzem melhores curvas de ação, um perfil de entrada no sangue mais adequado. Embora não sejam perfeitas, nem representem a solução definitiva, elas simulam de forma mais próxima o funcionamento normal e, por isso, resultam em menos hipoglicemia, que é a grande questão da insulinoterapia. Entretanto, são mais caras, principalmente a de depósito. Existem ainda misturas de insulina que combinam a ação rápida com a ação de depósito, mas essas são de uso menos freqüente.

A NPH tem uma curva de ação muito acentuada e dura, na verdade, cerca de 16 horas. Ela demora muito para surtir efeito, tem um pico acentuado e cai bruscamente. Isso cria um descompasso no tratamento, que pode levar às hiper e hipoglicemias. Por exemplo, se o paciente acorda pela manhã e aplica a insulina, esta demora quatro ou cinco horas para surtir um bom efeito. Com isso, no café-da-manhã, o açúcar vai subir porque ainda não houve tempo para que a insulina começasse a agir de modo eficaz. E se o paciente não fizer a colação, aquela pequena refeição no meio da manhã, antes do almoço, ele terá insulina demais, o que o expõe ao risco de hipoglicemia. Com o análogo da insulina de depósito, a curva não é tão acentuada. Ela é mais achatada e forma uma espécie de platô, que é mais segura para o paciente, funcionando como insulinização de fundo, basal.

• *Desenhos das curvas de insulina*

A insulina de ação rápida ou regular e sua análoga (ultra-rápida) são utilizadas para fazer as "corcovas" da chave, para acompanhar a elevação da glicose às refeições. Mas enquanto a rápida deve ser aplicada meia hora antes das refeições, a ultra-rápida pode ser usada imediatamente antes de comer, o que facilita muito a vida do paciente e melhora o resultado do tratamento. Por ter um pico de ação tardio, a insulina rápida acaba propiciando a ocorrência de hipoglicemia e, por isso, a indústria desenvolveu a ultra-rápida, que é mais superponível à curva de glicose.

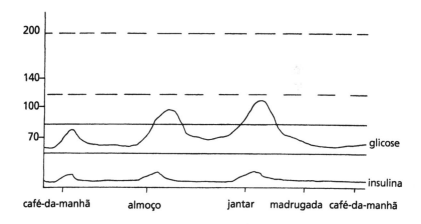

Padrões de tratamento

Como o critério do custo é muito importante no diabetes, estabeleci quatro padrões — ouro, prata, bronze e latão —, para os programas de insulinização de pacientes de diabetes tipo I ou do tipo II quando não há produção de insulina. Quando se lida com um único critério, no caso, o custo, fica mais simples para o paciente compreender as questões que envolvem o uso da insulina. Mas é preciso lembrar sempre que o sucesso do tratamento não depende exclusivamente de disponibilidade financeira. A postura e o comprometimento do paciente são muito valiosos.

No padrão ouro, utiliza-se a bomba de insulina com um único tipo dela: a ultra-rápida. Isto é possível porque a bomba

• 76 • *Diabetes: Tudo o que você precisa saber*

tem precisão para simular a insulinização basal, calculada de acordo com a dose prevista para o paciente. Se são necessárias 24 unidades de insulina por dia, por exemplo, o aparelho infunde 1/60 de uma unidade por minuto, totalizando uma unidade por hora. Essa quantidade ínfima é praticamente toda absorvida à medida que é liberada e, com isso, não há depósito de insulina.

Na hora das refeições, o paciente faz a glicemia capilar e acrescenta a essa informação um outro número, que ele calcula a partir de uma pequena tabela que deve carregar consigo, a tabela de carboidratos. Esta informa o quanto de carboidrato cada cota de alimento possui, para o cálculo da quantidade de insulina necessária naquele momento. Feitas as contas, o paciente digita na bomba o valor da insulina que seu organismo deve receber. Parece trabalhoso e, de fato, no início é. Mas, com o tempo e a experiência, o paciente consegue manipular com facilidade a sua insulina e mantém uma qualidade de vida muito melhor.

No padrão prata, o paciente utiliza dois análogos da insulina: de depósito e ultra-rápida, mas não usa a bomba. Nesse padrão, a maioria dos pacientes toma a insulina de depósito apenas uma vez ao dia, e como suas curvas não são muito acentuadas, o controle é melhor. Às refeições, a insulina de ação ultra-rápida reproduz as "corcovas" da chave de forma mais aproximada, utilizando os dados fornecidos pelos exames de glicemia capilar e pela contagem de carboidratos.

No padrão bronze, a insulina de depósito utilizada é a NPH, que tem distribuição gratuita, mas a dose diária é dividida em três aplicações ao longo do dia. Com isso, simula-se melhor a insulinização basal. Às refeições aplica-se a insulina de ação rápida ou ultra-rápida. É claro que há variações dentro desse esquema básico, de acordo com o paciente, mas o problema é que se torna muito difícil quantificar a soma dessas aplicações de insulina. O sucesso do tratamento depende muito das glicemias capilares, que, apesar de fundamentais ao controle, não são utilizadas com a constância necessária, como sabemos.

No padrão latão, utiliza-se a insulina NPH duas vezes ao dia: antes do desjejum e do jantar. E, quando a glicose aumenta muito, o paciente usa a insulina rápida. Embora esse padrão possa ser utilizado em casos especiais, nos quais o controle não deve ser por demais rigoroso, é claro que ele é o mais deficiente, pois se a insulina ficar concentrada em determinados horários, terá uma distribuição irregular. O paciente em geral não entra em hipoglicemia, mas vai estar sempre com a taxa de açúcar muito alta. Apesar das deficiências, esse padrão é o mais utilizado no Brasil, pois a NPH e a insulina rápida são gratuitamente distribuídas pelo sistema público de saúde.

Estatísticas demonstram que não há no Brasil um consumo de glicosímetros e fitas de medição de glicose proporcional ao número de diabéticos. Isto porque infelizmente ainda não há distribuição gratuita dessas fitas. Algumas associações de diabéticos conseguem vendê-las a um preço menor, mas não a ponto de permitir o seu uso da maneira que seria indicada. É claro que isso contribui muito para a má qualidade do controle do diabetes em nosso país. Quando o paciente realiza os testes e anota os resultados, fornece uma base de dados essencial para que o médico possa, quando necessário, mudar a sua estratégia.

OS COMPRIMIDOS

Em diversas situações clínicas, desde que o paciente ainda produza alguma insulina, os comprimidos podem ser utilizados para melhorar o controle da glicose. Mas é muito importante que eles sejam manipulados com inteligência, e não apenas para postergar uma necessária entrada da insulina no tratamento, o que situa o paciente num grupo de alta probabilidade de ter complicações graves.

Outra questão importante na indicação dos comprimidos é o estado geral do paciente. É necessária uma avaliação detalhada de cada caso, pois as complicações comuns da doença, sobretudo a renal, podem inviabilizar o uso de alguns medicamentos.

Há quatro grupos principais de substâncias utilizadas no tratamento do diabetes, com ações distintas. O primeiro grupo é o da acarbose, que inibe uma enzima responsável pela passagem do açúcar do intestino para o sangue, a alfa glicosidase. Ao bloquear

• 78 • *Diabetes: Tudo o que você precisa saber*

a ação dessa enzima, a acarbose diminui os níveis de açúcar no sangue. A medicação tem várias vantagens: não faz mal ao cérebro, ao rim, ao fígado nem à formação do sangue. Não provoca hipoglicemia e não é cara. Mas não é potente. Além disso, um número significativo de pessoas tem intolerância digestiva, gases e dores intestinais quando a tomam.

A acarbose foi estudada por mais de vinte anos como uma droga promissora para o controle do diabetes, mas o seu lançamento no mercado por pouco não quebrou a grande indústria farmacêutica, que acreditou em seu potencial, já que, na prática, a droga não se mostrou eficiente para um universo significativo de pacientes. Hoje, a acarbose é usada na prevenção do diabetes, no pré-diabetes e em situações médicas especiais.

O segundo grupo de medicamentos usados no diabetes é o dos secretagogos, que aumentam a secreção de insulina pelo pâncreas. Dentro desse grupo, há duas substâncias principais: as sulfas (sulfonil uréias), as mais antigas e mais utilizadas no Brasil, e as glinidas, um grupo mais novo de substâncias.

As sulfas têm qualidades imbatíveis: funcionam, são potentes e baratas. Mas apresentam desvantagens: aumentam o peso e causam muita hipoglicemia. E não é raro que o paciente tenha de deixar de usá-la por causa do aparecimento de placas vermelhas, urticárias na pele ou intolerância digestiva. Mas o maior problema com as sulfas é que elas, com o tempo, deixam de funcionar, porque as células pancreáticas vão morrendo. Em muitos casos as sulfas são associadas à insulina ou a outra medicação qualquer.

As sulfas são a droga preferencial para os pacientes de meia-idade, magros e com glicose um pouco alta, até 200mg%. Já nos indivíduos obesos, que são a maioria entre os diabéticos adultos, em geral costuma-se, antes da indicação das sulfas, normalizar a situação com o uso de insulina a fim de reverter a questão da toxicidade da glicose.

As glinidas, também do grupo dos secretagogos, aumentam a secreção de insulina pelo pâncreas e são consideradas mais fisiológicas, mais inteligentes e causam menos hipoglicemia. Mas são menos efetivas e menos potentes. E também mais caras. Por isso,

Insulina e medicamentos • 79 •

a indicação das glinidas fica restrita a um subgrupo de pacientes de maior poder aquisitivo, que não estejam marcadamente descompensados e mais velhos, ou seja, aqueles para os quais a hipoglicemia representa um risco mais sério, como um dano cerebral.

O terceiro grupo de substâncias é o das biguanidas ou metiformina, que diminuem a entrada no sangue do açúcar proveniente do fígado. Mais precisamente, a substância age diminuindo a taxa de quebra do glicogênio estocado no fígado. Com isso, há menos liberação de glicose para o sangue. A biguanida seria a droga de primeira escolha nos pacientes obesos com resistência à ação da insulina. Ela sensibiliza os receptores da insulina que estão nas membranas das células, para que a insulina liberada pelo organismo possa agir melhor.

O efeito localizado da biguanida no fígado é excelente porque o paciente não ganha peso com o seu uso. Alguns trabalhos inclusive sugerem que a droga induz a perda de peso, favorecendo a eliminação da gordura acumulada no fígado. Além disso, trata-se de um medicamento barato e potente. Mas cerca de 20 a 30% dos pacientes têm intolerância digestiva inicial com a biguanida. E em 10% de todos os casos em que esse efeito colateral surge é preciso interromper o seu uso.

Por causa de sua ação sobre a gordura do fígado, a biguanida pode ser utilizada em lesões leves do órgão. Mas nos casos em que o fígado está muito lesado — o que se verifica por meio de exames clínicos e laboratoriais —, a droga é totalmente contraindicada. Isto porque a biguanida aumenta a produção interna de ácido lático, substância tóxica que precisa ser neutralizada por pulmões, fígado e rins em boa forma. Como o diabetes ataca preferencialmente os rins, além do fato de termos muitos casos de enfisema pulmonar, insuficiência hepática e cirrose ocultas em pacientes com a doença, seu uso deve ser cuidadoso. A maior conseqüência da não-neutralização do ácido lático é uma situação grave de acidose lática, que pode provocar até morte.

O quarto grupo de medicamento é o das glitasonas. A substância age no DNA das células, aumentando a produção das proteínas transportadoras, aquelas que levam a glicose para dentro das células a fim de que seja metabolizada. Dessa maneira, a glitasona é um sensibilizador da insulina, promovendo o aumento das proteínas transportadoras de glicose.

A glitasona vai agir principalmente nos tecidos gorduroso e muscular e um pouco menos no fígado. Com a droga, a mesma quantidade de insulina terá uma maior eficácia, porque a resistência à ação do hormônio vai diminuir.

A glitasona tem ainda uma grande vantagem adicional: ela previne o entupimento das artérias. Por isso, é a mais indicada para os pacientes coronariopatas, cardíacos. E, nesse caso, a ação benéfica sobre o coração é direta, e não conseqüência da redução do açúcar. Entretanto, a droga não deve ser utilizada em quem tem insuficiência cardíaca, pois pode provocar retenção de líquidos. Enquanto nos demais pacientes o problema é resolvido com doses baixas de diurético, naqueles com insuficiência cardíaca o aumento de líquido pode precipitar uma falência do coração.

Considerando-se os prós e os contras, o fato é que a glitasona representa um benefício muito significativo para a imensa maioria dos diabéticos. Mas, infelizmente, apenas um número pequeno pode arcar com o seu custo. O uso da droga consome cerca de meio salário mínimo por mês.

Tenho um paciente que comprou uma bomba de insulina. Ele também precisava de um carro, mas optou pela bomba, para controlar melhor a sua doença e melhorar a sua qualidade de vida. Infelizmente, esse tipo de paciente é muito raro, pois a grande maioria vai optar pelo conforto de ter um carro e não precisar de transporte público. São opções individuais que cabe a todos respeitar, mas o fato é que, para o médico, pacientes como esse são muito especiais, pois simbolizam a seriedade, a maturidade e o compromisso que ele gostaria de ver em todos os seus pacientes.

Todas as informações que o paciente recebe sobre o diabetes devem funcionar não apenas como um aprendizado teórico para lidar com a doença, mas também como base para uma mudança de comportamento, em que o despertar da inteligência emocional desempenha um papel crucial. É com ela que o paciente vai descobrir as melhores saídas para a sua vida e conseguir sustentá-las.

Certamente não é fácil ter diabetes. A doença exige mudanças, sacrifícios, coragem. Mas permite também o acesso, pelo paciente, a um território até então desconhecido, onde se abrigam a sua vontade, a sua autodeterminação e a sua capacidade de suplantar desafios. E é importante que o médico conheça e acompanhe esse processo. Quando se encaminha o paciente para uma visão global de si mesmo, ele consegue ter a exata noção do que cabe a ele resolver e investir seriamente nisso.

···8···
A educação em diabetes

Durante muito tempo acreditei que a técnica e o conhecimento do médico eram os fatores primordiais para o sucesso do tratamento do diabetes. A história de educar o paciente era encarada por mim como algo secundário. Até que uma de minhas pacientes, talvez a de melhor poder aquisitivo entre todas que tive, passou mal e precisei vê-la em sua casa. Era uma paciente que eu assistia havia dois anos e que antes tratara-se, por mais de dez anos, com um dos mais sérios e conceituados endocrinologistas brasileiros.

Quando cheguei à sua casa, ela estava aplicando insulina. E eu vi que, em vez de aplicar a agulha na gordura debaixo da pele, ela a aplicava de forma intradérmica, como se fosse uma vacina. A absorção era completamente diferente. Eu nunca poderia imaginar que uma paciente como aquela pudesse cometer um erro tão primário. E, com certeza, era o que também pensava o seu antigo médico.

A partir desse episódio, entendi que é preciso, de fato, um trabalho sistematizado em pontos críticos do tratamento do diabetes: a alimentação, a aplicação de insulina, as glicemias capilares e a prevenção contra hipoglicemia. Cuidar bem do diabetes envolve muitos detalhes, razão pela qual o trabalho de educação é fundamental.

Não basta, por exemplo, ter um glicosímetro e aprender a fazer os testes de glicemia capilar. Muitas pessoas não sabem como utilizar a informação fornecida pelo aparelho e não conseguem integrá-la ao tratamento. Há pessoas que fazem o teste apenas pela manhã. Outros o fazem sempre, constatam que a sua glicemia está alta e nada fazem.

• 84 • *Diabetes: Tudo o que você precisa saber*

Além disso, equívocos podem acontecer a qualquer momento no controle da glicose e é preciso aprender quais são as falhas mais comuns. Por exemplo, o paciente pode trocar uma insulina de depósito por uma de ação rápida. E pode se confundir com seringas com escalas variáveis e tomar o dobro da dose devida. A conservação da insulina também segue algumas regras. Ela não pode ser exposta a temperaturas nem muito altas, nem muito baixas. Se colocada no *freezer* ou na gaveta abaixo dele na geladeira, pode congelar e ter sua função alterada. Se colocada no painel de um carro, no verão, ela também pode desnaturar.

Um erro bastante comum em quem utiliza insulina é o ajuste retrógrado. Muitas pessoas vêem que a glicose está alta na hora do café-da-manhã e aumentam a insulina neste horário. Mas, se a glicose estiver alta, não é por causa da insulina, porque ela nem foi aplicada. Além disso, a insulina não faz efeito para trás, só para a frente. Em geral, é a insulina da noite que precisa ser aumentada. Quando a pessoa aumenta a insulina no café, corre um risco maior de ter hipoglicemia antes do almoço. E, então, a glicose e a insulina começam a trabalhar em ziguezague.

Dentro de um trabalho de educação em diabetes, o paciente não só aprende tudo o que é necessário para viver melhor com a sua doença, como também tem a oportunidade de conviver com pessoas que passam pelos mesmos problemas que ele, quando participa dos grupos de diabéticos. Trocar idéias com pacientes bem controlados também é fazer um *upgrade* no tratamento. A troca de experiências é importante e pode proporcionar uma melhora muito grande para o paciente, fazendo-o persistir no tratamento, ainda que não apresente complicações.

Quando, além de programas de educação, o paciente tem acesso a uma equipe multiprofissional, os resultados podem ser ainda melhores, já que a integração entre os profissionais que cuidam do diabetes é essencial. Nesse aspecto, durante uma interessante experiência constatei, mais uma vez, a importância da questão comportamental, que suplanta, inclusive, a grave questão socioeconômica no tratamento da doença.

Durante oito anos participei de uma experiência de insulinização em pacientes diabéticos que moravam num grande bolsão

A *educação em diabetes* • 85 •

de pobreza do Rio de Janeiro. Entre o grupo de profissionais, certamente a maioria esperava ser difícil trabalhar com a insulina de modo intensificado entre aquelas pessoas desfavorecidas. Eu era um dos poucos que acreditavam que daria certo. O que aconteceu foi que, com o apoio de uma equipe multiprofissional, a insulinização foi bem-sucedida na maioria dos pacientes.

Trata-se, é claro, de um processo que demanda tempo, dedicação, paciência e o apoio de uma equipe experiente. Mas a verdade é que a informação, o apoio e o trabalho de uma equipe integrada podem produzir excelentes resultados no tratamento do diabetes, em qualquer tipo de população. Todos os pacientes estão ávidos por uma melhor situação frente à doença e, por isso, podem se tornar capazes de utilizar o conhecimento em prol do seu tratamento. Quando eles aprendem a criar um ritual de tratamento do diabetes, tudo melhora. E a informação e a troca de experiências com outros diabéticos são muito importantes nesse sentido.

Muitas vezes, o diabético não consegue enfrentar a sua situação com maturidade e, então, cria uma outra história sobre si mesmo. Esse é um processo muito comum. Lembro que, por volta de 1980, quando chegaram ao Brasil os medidores de glicose com memória, eu os distribuí a um grupo de jovens que não sabia que o aparelho possuía memória. Quando os jovens voltaram, o que eles traziam em suas anotações não conferia com o que estava registrado no aparelho. Era perceptível que muitos "chutavam" os valores em suas anotações, ou não faziam o teste, ou se confundiam e faziam o teste de forma equivocada.

Não apenas entre pacientes jovens a aceitação da doença pode ser um problema muito grande. Tanto isso é verdade que muitos negam a doença e vivem como se ela não existisse. E nos casos em que se reconhece a doença, mas não se assume uma postura realista frente a ela, o diabetes oferece uma série de artifícios com os quais o paciente pode driblar o tratamento.

Sempre acreditei muito no controle rigoroso como melhor maneira de tratar o diabetes e fui um pioneiro no Brasil nesse sentido. Tudo o que eu sempre pratiquei, aprendendo artesa-

• 86 • *Diabetes: Tudo o que você precisa saber*

nalmente com pacientes e colegas, acabei confirmando nas diversas viagens que fiz, a partir do final da década de 1980, a vários centros de tratamento de diabetes nos Estados Unidos e na Europa.

Nessa época, eu liderava um grupo que elaborou um modelo sistematizado de controle de diabetes em 250 pacientes jovens no Rio de Janeiro. Tudo o que fazíamos tinha ordenação numérica e metodológica, além de ser protocolado com muita organização. Éramos uma equipe multidisciplinar e nosso trabalho atraiu a atenção de profissionais de todo o Brasil e do exterior.

Nas visitas que fiz aos centros internacionais, todos com equipe multiprofissional, tomar insulina quatro a cinco vezes por dia e fazer vários testes de dedo eram procedimentos básicos para os pacientes. Constatei, então, que aquele trabalho quase intuitivo que eu vinha fazendo aqui no Brasil era, na verdade, a versão nacional de grandes estudos sobre diabetes que também estavam sendo realizados nos países desenvolvidos.

É claro que há diferenças gritantes entre os métodos de trabalho desses centros internacionais e os nossos. De forma generalizada, faltam aos nossos centros de diabetes dinheiro, tecnologia, estrutura, suporte e organização para pesquisa e mais uma série de atributos essenciais para oferecer um tratamento primoroso. Entretanto, teríamos plenas condições de desenvolver aqui em nosso país alguns programas de educação, que não custam muito e alcançam resultados fantásticos.

Todos os centros internacionais de diabetes que visitei têm na educação o seu carro-chefe. Trata-se de um trabalho sistematizado e muito bem realizado, com aparato pedagógico, dos quais diabéticos de qualquer idade têm de participar. Há programas regulares e esporádicos em que se aprende de tudo: da correta aplicação de insulina aos cuidados com os pés e as gengivas. Tudo é muito bem-feito para que o paciente assimile, de fato, as informações, de modo que elas lhe sejam verdadeiramente úteis. É uma pena que práticas como essas, simples e de baixo custo, ainda não sejam comuns em nosso país.

A educação em diabetes • 87 •

Mas é pueril achar que, uma vez instruídos, os pacientes cumprirão as recomendações, mesmo que tudo seja oferecido gratuitamente. Um estudo com gestantes diabéticas realizado por um dos melhores hospitais do mundo, o Monte Sinai, em Nova York, demonstrou que um grande número delas burlava o tratamento. Sabemos que a adesão ao tratamento é difícil por inúmeras questões e, por isso, além da educação, é muito importante, em alguns casos, a abordagem psicológica, que deve fazer parte de todo bom serviço de apoio a pessoas com diabetes.

...9...
Por que atividade física é essencial

Certa vez, na casa de uns amigos na Serra da Bocaina, conheci um senhor de oitenta anos muito simples. Ele era ali da região e estava levantando umas toras para fazer uma varanda na casa. Quando ele foi embora, fui levantar a tora e não consegui. A minha lombar trincou.

Aquele idoso, com trinta anos a mais do que eu, certamente não tem luz em casa, come raízes, dorme cedo, trabalha na roça e se exercita do início ao fim do dia. Por isso, ele não tem problemas na lombar, não toma antidepressivo, não sabe o que é o pânico e nunca lhe passou pela cabeça morar perto de um hospital especializado em doenças cardíacas, em caso de ter um enfarte.

Não é preciso ser um grande observador para perceber os enormes malefícios que a mudança do estilo de vida acarreta à saúde. Se estamos adoecendo mais é porque nos tornamos cada vez mais sedentários, preguiçosos. Esquecemos que os exercícios físicos são essenciais à vida. E, quando nos afastamos deles, a saúde cedo ou tarde acaba se deteriorando.

Essa verdade não se aplica apenas a quem é saudável, e entre as muitas idéias equivocadas a respeito do diabetes, está a de que a doença impede a prática de esportes e de atividade física. É evidente que voar de parapente, pular de pára-quedas, pilotar aviões, praticar alpinismo e outros esportes de risco não é aconselhável, mas está errado dizer que alguém não pode ser jogador de basquete porque tem diabetes.

O que acontece é que o diabético ouve a todo momento que não pode isso, não pode aquilo, e acaba comprando a idéia de

• 90 • *Diabetes: Tudo o que você precisa saber*

que não pode se exercitar. E, no fundo, isso é mais cômodo para ele. Mas a verdade é que a atividade física é terapêutica e consiste num remédio fantástico para quem tem diabetes. Praticando-a, o diabético está não apenas melhorando a sua saúde física, mas também exercitando uma questão muito presente em sua vida, que é a consciência do limite.

Quem tem diabetes pode comer macarronada, mas não pode comer um quindão. Pode beber um refrigerante *diet*, mas não pode beber um comum. Um doce *diet*, tudo bem, mas uma lata de leite condensado é um pecado. Seja na alimentação, na aplicação da insulina ou no sexo, o diabético tem de lidar a todo momento com os limites, e o esporte, mais do que a palavra, vai ajudá-lo a lidar com isso.

O esporte, ou uma atividade física regular, revela ao diabético suas limitações e, com isso, estimula a percepção de sua própria capacidade e proporciona autonomia e disciplina. Tenho vários pacientes que são atletas, alguns de alto nível. Tenho também pacientes idosos que praticam exercícios de musculação com um quilo de feijão em cada braço. E, em todos eles, é visível o benefício da atividade física sobre a doença, seja do ponto de vista físico ou emocional.

No diabetes, como em qualquer doença, a atividade física diminui a mortalidade e melhora a qualidade de vida. Um grande estudo europeu mapeou todos os fatores de risco numa população de seis mil homens: três mil coronarianos e três mil não-coronarianos. Dez anos depois, o estudo foi retomado e, para a surpresa dos pesquisadores, não foram os cardíacos que morreram mais. Também não foram os obesos, os diabéticos ou os hipertensos. Quem liderou o número de mortes foram os sedentários.

É natural que uma pessoa com diabetes que nunca tenha feito exercícios na vida sinta-se insegura de começar a praticá-los. Para esses indivíduos, a medicina do esporte se desenvolveu muito nos últimos anos. Enquanto se exercita, o diabético pode ser monitorizado com aparelhos que medem o consumo de glicose ou o gás carbônico na expiração. Pode usar freqüencímetros para ver a *performance* cardíaca, monitorar a pressão, a oxigenação, o ácido lático e muitos outros parâmetros de desempenho, que certamente dão ao diabético a segurança de que ele não vai morrer se exercitando.

Por que atividade física é essencial • 91 •

Tecnicamente, fazer exercícios num ambiente forrado de ladrilhos, sob supervisão médica e com eletrodos no peito está corretíssimo. Entretanto, acredito que, quando não se trata de um caso extremo, o indivíduo que tem diabetes pode muito bem se exercitar num parque, numa praia, numa academia, enfim, em ambientes onde não haja vinculação com a sua doença e não tenha como companhia pessoas vestidas de jaleco branco.

É claro que antes de começar os exercícios é indispensável ao diabético fazer um teste ergométrico e uma avaliação cardiológica, independentemente de sua idade. Ele deverá fazer teste de esforço, mapeamento de pressão, ecocardiograma, holter e tudo o mais que o médico indicar. Também é importante uma avaliação detalhada da presença ou não de complicações microvasculares. Uma retinopatia ou uma neuropatia, dependendo do grau, podem ser agravadas pela atividade física. Os exames dão a segurança necessária para estabelecer um bom programa de atividade física, que deve ser iniciado o mais breve possível.

Freqüentemente o paciente reluta muito em começar a se exercitar; mas a verdade é que, por já contar com uma deficiência, o diabético deve se empenhar ainda mais para melhorar a sua *performance* física. É como o dinheiro. Quem não tem dívidas pode trabalhar menos, mas quem está devendo tem de trabalhar mais. Se o diabético tem uma possibilidade de enfartar duas a três vezes maior do que a população não-diabética, ele vai ter de fazer o exercício, ou a dieta, ou o que quer que beneficie o seu coração duas ou três vezes mais.

Seja porque o paciente tem idade, ou uma cardiopatia, ou um problema ortopédico, acaba se instalando uma situação de complacência muito grande, como se o exercício físico fosse exigir dele um sacrifício extremo. E, então, ele não faz nada e torna-se ainda mais sedentário. É muito comum que o diabético use a doença como uma desculpa para tudo na vida, inclusive para não praticar uma atividade física.

Toda pessoa, por mais problemas que tenha em sua saúde, pode praticar algum tipo de exercício. Porque, sem eles, quem tem diabetes acaba engordando e ficando deprimido. E ainda que o paciente sinta dores, exercícios sempre trarão benefícios. Muitas vezes, a endorfina liberada no corpo a partir de um exercício pode aliviar a dor de uma articulação problemática. E o paciente não vai se ver tão sofrido e incapaz.

• 92 • Diabetes: Tudo o que você precisa saber

Se há um remédio no qual eu acredito para normalizar as taxas de glicose, esse é a atividade física. Porque quem tem diabetes e se exercita consegue um controle global melhor do diabetes. E, quando o paciente consegue normalizar suas taxas com exercícios, está conquistando para a sua vida uma melhora sólida, consistente, que ninguém vai lhe tirar, ao contrário do que acontece quando as taxas são normalizadas apenas com remédios.

ATIVIDADE FÍSICA E METABOLISMO

O processo metabólico ocorre basicamente por meio da glicose, que é o substrato energético, o combustível que dá força mecânica ao organismo para que haja um desempenho muscular. O carboidrato, que se transforma em glicose, é a base nutricional do processo metabólico, a primeira fonte de energia da qual o organismo lança mão.

Quando se exercita o corpo, é preciso que o fígado tenha reservas de glicose, em forma de glicogênio, e insulina para liberar a entrada de glicose nos músculos e produzir glicose nova quando o depósito de glicogênio se esgotar.

No exercício físico, há forças opostas com relação ao diabetes. O exercício muscular aumenta o consumo de glicose, o que, em alguns casos, pode provocar hiopoglicemia, seja no momento da atividade ou mais tarde. Mas o exercício também libera adrenalina, que faz o açúcar subir. É impossível saber se, ao se exercitar, o diabético vai ter uma hipo ou uma hiperglicemia.

É claro que há parâmetros. Se o paciente começa o exercício com uma glicose baixa, a tendência é que ela diminua mais. Em contrapartida, se ele começa a fazer o exercício com a glicose alta, o que já denota falta de insulina, a glicose certamente vai subir ainda mais, por causa da adrenalina. É um cabo-de-guerra de forças antagônicas que deve ser visto caso a caso, mas cabe ao paciente aprender a lidar com esses fatores lançando mão dos recursos disponíveis, que são a alimentação e a medicação.

Várias situações podem ocorrer quando uma pessoa com diabetes começa a praticar uma atividade física sem atentar para a necessária adaptação que seu corpo requer nessa situação. Se ela começar a fazer exercício com uma glicose muito alta, esta pode disparar. O paciente descompensa e começa a queimar gorduras,

Por que atividade física é essencial • 93 •

que têm como metabolismo final produtos tóxicos, como a acetona, que é um narcótico. Ele, então, pode enjoar, vomitar e ter um distúrbio sensorial. Em outros casos, o paciente se exercita pela manhã e tem hipoglicemia de noite, de madrugada. Isso acontece porque o músculo ainda continua em hiperatividade durante o dia. Será preciso diminuir a dose de insulina ou do comprimido ou aumentar a alimentação.

Para vencer a guerra de forças entre o exercício físico e o equilíbrio da glicose, a arma básica é a monitorização com os testes de glicemia capilar. É preciso medir a glicose antes de começar a se exercitar, e se ela estiver um pouco para baixo, comer uma fruta, mel ou uma barra de cereais. Se a glicose estiver alta, uma dose extra de insulina de ação ultra-rápida pode ser a solução. Mas é preciso avaliar o melhor local de aplicação, de acordo com o exercício. Essas variáveis — o tipo de insulina, sua duração e local de aplicação — devem ser vistas caso a caso para que o diabético esteja sempre bem coberto com a insulina e com o açúcar.

Para quem está começando a se exercitar, lidar com essas variáveis pode ser um pouco trabalhoso, mas, com o tempo, à medida que obtiver estabilidade, o diabético precisará de cada vez menos informação e poderá realizar seus exercícios com mais garantias. É claro que a atividade esportiva simples difere da profissional, na qual o atleta terá de procurar um preciosismo no meio dessas variáveis.

Na verdade, aprende-se na prática; não há regras. Pode-se fazer exercício e a glicose cair e pode-se fazer exercício e a glicose subir porque não é possível saber como está a velocidade de absorção do alimento ou da insulina, a cinética da insulina, o depósito de glicose que há no músculo e no fígado. O ideal seria o paciente se alimentar e fazer seus exercícios todos os dias no mesmo horário, para que haja menos variáveis, mas, na prática, isso não acontece. Então, o médico deve usar a sua técnica e experiência para instruir o paciente, já que ele não vai poder ter um médico de bolso na hora de praticar a sua atividade física.

Tipos de atividade física

Há três formas básicas de exercícios e todas podem ser praticadas por quem tem diabetes, depois de uma avaliação completa de

• 94 • *Diabetes: Tudo o que você precisa saber*

sua saúde: a atividade aeróbica, o reforço muscular e os exercícios de alongamento.

A atividade aeróbica funciona bem para todos, mas ela é importante sobretudo para quem está entrando na meia-idade e daí para a frente. Com a prática habitual de exercícios que aumentam a freqüência cardíaca, quem tem uma semi-obstrução circulatória, por exemplo, pode fazer uma neovascularização naturalmente, evitando, em muitos casos, o procedimento cirúrgico para a desobstrução de uma artéria.

Quando a circulação de uma artéria está comprometida na perna, no coração, ou no cérebro, a atividade física pode abrir um filete colateral, permitindo a passagem do sangue. É como um córrego que sai do rio e se junta a ele novamente. Acontece exatamente isso em nosso organismo. Essa criação de um novo vaso pode ser feita no esporte.

Melhorando a proteção cardíaca e aumentando a resistência física, o esporte aeróbico diminui a mortalidade, até mesmo por vias indiretas, pois deixa o indivíduo mais preparado para o estresse cotidiano. Se ele for assaltado, a adrenalina recebida no esporte vai ajudá-lo na adaptação imediata àquela situação. Ele certamente não vai enfartar nesse caso ou quando receber uma notícia ruim, porque tem uma elasticidade circulatória melhor. Pessoas idosas morrem em assaltos muito mais por causa do coração — porque não estão fisicamente condicionadas — do que como vítima dos tiros.

A atividade aeróbica gasta adrenalina, diminui o estresse da pessoa, condiciona o organismo e abre a circulação. Com isso, proporciona segurança, melhora a coordenação motora e a autonomia e expande os limites. A atividade aeróbica também otimiza a utilização do oxigênio, o que resulta em uma melhora da função cerebral, da memória. Isso é cientificamente comprovado. E, se houver obstruções, que são comuns no diabetes, elas são tratadas com a atividade aeróbica.

É claro que é preciso ter persistência e empenho para que os exercícios produzam bons resultados. Mas sempre valerá a pena. Se uma pessoa com diabetes tem uma obstrução na circulação arterial da perna e começa a caminhar, por exemplo, aumenta a necessidade de chegar sangue até aquele músculo que está em maior esforço. Se ela consegue andar trinta metros e aparece a dor, ela pode andar apenas 25 metros. Se fizer isso regularmente, com

Por que atividade física é essencial • 95 •

o tempo, a dor não vai aparecer aos trinta, mas aos cinqüenta metros. Então, será a hora de começar a andar quarenta metros. Depois, a dor vai aparecer aos duzentos, e essa pessoa vai andar 180. E, em vez de operar a perna, ela vai resolver o problema praticando atividade física.

O outro tipo de exercício, o reforço muscular contra-resistência, também é muito importante. Se retirarmos a carne do nosso corpo, o esqueleto cairá como palitos de fósforos no chão. O que nos mantém inteiros são as cordas trançadas que ligam o joelho, uma cinta que liga o ombro, tendões que sustentam a cabeça e a coluna. Tudo isso tem de ser trabalhado, fortalecido.

Exercícios de reforço muscular são praticados contra a resistência, e mesmo quem é muito idoso pode, com ajuda, fazer exercícios de contrapressão nas pernas e nos braços. Esse tipo de exercício evitará que o idoso precise de uma bengala, e depois de uma cadeira de rodas, que vai levá-lo para a invalidez, a depressão e a cova. Musculação é ainda mais importante para o idoso do que para o jovem.

Quando reforça sua musculatura, o idoso está recuperando o equilíbrio, que normalmente é perdido quando também se tem diabetes. Por isso, as quedas são tão comuns em quem tem a doença. O equilíbrio do corpo está ligado a três fatores que tanto o diabetes quanto o avanço da idade comprometem: a visão; o sistema vestibular, composto do labirinto e do cerebelo; e a força das pernas, que dá a estabilidade.

Se tiver uma neuropatia, o diabético perderá a sensibilidade de uma parte do pé e pisará errado. Se tiver catarata, enxergará mal onde pisa. Se tiver pressão alta, maior será sua tendência à labirintite. E se, além de tudo, ele não fizer exercícios de fortalecimento das pernas, aí mesmo é que ele vai cair. A força nas pernas, obtida com musculação, compensará esse quadro negativo e evitará que a pessoa caia. Com um pouco de força no braço e nas pernas, o paciente idoso não precisa de ninguém para carregar uma sacola para ele ou para ajudá-lo a se levantar de um sofá baixo. Ele não vai se sentir incompetente ou inseguro, conseguirá brincar com o neto, subir o degrau do terraço ou andar no *shopping*.

Quanto ao terceiro tipo de exercícios, os de alongamento, eles são fundamentais para evitar e corrigir lesões, dar estabilidade nas juntas, corrigir a postura, dar elasticidade ao corpo e fortalecer suas presilhas de sustentação. O alongamento — o ver-

• 96 • *Diabetes: Tudo o que você precisa saber*

dadeiro, não aquela tapeação rápida que se faz antes de se exercitar — é benéfico sobretudo para os homens, que, ao contrário das mulheres, não liberam suas emoções, pois sabem que, a partir de uma explosão emocional sua, pode ser criada uma situação extrema, como acontece em brigas de condomínio ou de trânsito que acabam em morte. Essa contenção emocional costuma ter um preço alto, e talvez por isso os homens morrem mais do coração.

Quando um homem faz uma técnica de relaxamento, inicia uma aula de dança ou começa a trabalhar melhor o seu corpo, obtém melhoras fantásticas. Alongar, relaxar, meditar, o que quer que solte a musculatura, que faça o corpo e a mente entrarem em harmonia, será sempre muito bom para ele, assim como para as mulheres. Ouvir *jazz*, tocar *sax*, cantar em um coral, fazer cerâmica, cuidar de plantas, praticar marcenaria, pescar, dar banho no cachorro, rezar, enfim, tudo o que nos faz escapar daquela coisa reentrante do pensamento, que são as demandas da vida diária, sempre fará bem à mente e ao corpo.

Quando o foco mental sai das dores psíquicas, as ondas cerebrais diminuem a cortisona, a adrenalina e a glicose. A artéria que está em espasmo pela adrenalina é liberada e a hipertensão melhora. E aí o paciente precisa de metade do remédio ou não precisa dele. E, se além de tudo ele conseguir emagrecer, precisará de menos remédio ainda. Esta é uma verdade que se verifica freqüentemente no consultório.

O ideal é que o diabético consiga fazer os três tipos de exercício para obter uma melhora global, já que a caminhada, que trabalha o metabolismo, o gasto energético e o condicionamento cardíaco, não dá força muscular. Do mesmo jeito, os exercícios de reforço muscular, como, por exemplo, a bicicleta, a natação e a musculação, não alongam a musculatura e nem relaxam a mente.

Na avaliação clínica que precede a atividade física algumas modalidades poderão ser proibidas, sobretudo em função de medicamentos que o paciente precise tomar. Certas drogas para controlar a pressão — os betabloqueadores — não deixam a freqüência cardíaca aumentar muito. Por isso, exercícios aeróbicos puxados são proibidos para quem as toma. Se numa corrida a freqüência tem de ir a 180 batimentos cardíacos por minuto, e não passa de cem, o indivíduo pode ter uma síncope por não conseguir levar sangue para o cérebro.

Situação semelhante acontece na neuropatia autonômica, situação clínica em que o coração fica batendo numa freqüência fixa porque não tem o estímulo da adrenalina. Num exercício em que é preciso dobrar a freqüência, isso se torna impossível. Alguns pacientes podem ainda ter uma doença coronariana sem saber, o que reforça a importância de um estudo muito aprofundado de sua situação clínica, sempre. O que está longe de significar que pacientes diabéticos com comprometimento cardíaco não possam se exercitar.

No diabetes, para cada tipo de condição haverá uma indicação diferente, privilegiando um ou outro tipo de exercício. E se o paciente puder fazer um, fará apenas um. O importante é que ele se exercite e acrescente esse imenso benefício ao seu tratamento. De um jeito ou de outro, o essencial é se exercitar, porque uma atividade física corresponde a uma aplicação de insulina.

A IMPORTÂNCIA DO PROFESSOR

Nos exercícios físicos há duas situações bem claras que dão uma idéia bastante satisfatória das condições físicas de quem os pratica. São os parâmetros da fadiga. Quando o indivíduo passa mal, tem falta de ar, começa a suar e fica tonto, certamente tem fadiga cardíaca ou respiratória. Mas, se ele tem dor, não consegue levantar o peso, e as pernas tremem, isso demonstra falta de preparo muscular, a fadiga muscular.

É importante distinguir o cansaço cardíaco do cansaço muscular: enquanto o primeiro é um alerta importante — em geral, o paciente terá de adaptar o seu esforço ao nível de condicionamento que possui naquele momento —, o segundo exige apenas mais empenho. Se alguém alongar a perna e for até onde pode, não haverá esforço e, portanto, não haverá progresso. É preciso ir além, dar o esticão maior. Quem faz dez minutos de escada tem de fazer 12, ou 15, pois é ali que se faz o *upgrade*, o ganho. A dor faz parte da atividade física e não é só para quem tem diabetes. *No pain, no gain* (Sem dor, sem benefício).

É nesse aspecto que se percebe a importância da atividade física realizada em grupo, na academia, onde o indivíduo pode exercitar a saudável competição com os colegas e com ele mesmo, o que é muito estimulante. Trata-se de um aprendizado

• 98 • *Diabetes: Tudo o que você precisa saber*

em que se vai ganhando com a persistência, com a perseverança e também com a clara definição de objetivos. Certamente uma pessoa de meia-idade com diabetes não vai à academia para atingir uma estética perfeita, mas deve integrar-se ao ambiente e fazer amizades. Assim, ela está optando pela saúde, e não pela doença. E se ainda assim não der certo, talvez seja o caso de mudar de academia, e não de desistir da atividade física.

Aprendi a nadar depois de "burro velho" e a minha primeira professora queria que eu atravessasse uma piscina de 25 metros com uma prancha de isopor. Eu simplesmente não conseguia porque não tinha fôlego. E ela gritava comigo. O que eu fiz? Troquei de clube, e lá encontrei um excelente professor. Hoje faço travessias no mar. Aconteceu o mesmo quando aprendi a mergulhar em Abrolhos, aos cinqüenta anos. O professor me vestiu aquela roupa e eu fui, muito preocupado com o respirador. Entrou água na máscara, o colete me afundou, tudo deu errado. Mas não desisti, e na segunda tentativa tive a sorte de pegar um professor de verdade, que me preparou convenientemente, e fiz um belo mergulho.

Com boa orientação médica e um professor competente, quem tem diabetes, como quem não tem também, aprende a incorporar a atividade física ao seu estilo de vida e, a partir disso, obter grandes benefícios. Porque quando não se cuida da saúde física, a saúde mental vai embora. Isso aconteceu nos anos 1970 e 1980, durante o *boom* da psicanálise, quando as pessoas ficavam horas e horas elaborando o inconsciente, trancadas num consultório. Muitas tiveram câncer e problemas cardíacos. Agora vivemos um outro *boom*, o da informática, que representa um risco semelhante.

A verdade é que as pessoas, de maneira geral, precisam quebrar o esquema de comodismo. Se moram na serra, têm de procurar um grupo para fazer trilhas, acampamentos. Se estão à beira-mar, devem aproveitar a praia para se exercitar, correr na areia ou nadar no mar, o que é extremamente revitalizante. E não para sentar na areia, tomar cerveja e falar mal dos políticos, o que não resolve nada.

Também é importante que o diabético se exercite sempre em companhia de alguém que saiba o que fazer no caso de uma hipoglicemia, seja o professor da academia ou um colega. E é preciso ter sempre açúcar à mão, seja na terra ou no mar. Nas atividades de longa duração, como uma trilha, e sob sol forte, além de açú-

Por que atividade física é essencial • 99 •

car, o diabético deve se hidratar a cada hora de atividade. E pensar sempre nas situações de emergência, levando consigo a carteira de identificação de diabético, entre outros utensílios necessários àquela atividade física.

Quanto à compra de esteira, bicicleta, aparelho para abdominal, pesos e demais apetrechos de academia, trata-se de uma bobagem, porque a experiência demonstra que quase ninguém se exercita em casa. O melhor é procurar uma academia, porque é necessária uma ambientação. Faz bem ver pessoas bonitas, entrar num clima diferente, desafiador.

Tenho pacientes idosos que ficam muito estimulados a andar no calçadão da praia, atrás de uma morena bonita. Eles andam quilômetros e nem sentem. Em minha opinião, as pessoas que fazem exercícios querem viver, e isso é o mais importante. Elas não estão deprimidas no sofá, vendo televisão e se enchendo de biscoitos. Elas estão lutando pela vida, e a recompensa disso é mais saúde.

Certa vez, conheci numa academia de ginástica um professor de jiu-jítsu, proprietário de uma academia no Rio de Janeiro, o que não é pouco. É preciso ser muito bom para ter uma academia de jiu-jítsu no Rio de Janeiro. Esse professor era diabético desde criança, há cerca de cinqüenta anos. E me contou que, quando percebeu o sentimento de pena das pessoas que o cercavam, que temiam que ele ficasse cego ou fosse amputado, ele começou a tomar insulina, comer e a praticar um esporte. Depois de trabalhar a vida inteira em outra profissão e aposentar-se, resolveu fazer o que mais gostava e por isso havia criado a sua academia.

No mundo inteiro, há milhares de exemplos semelhantes, de pessoas que suplantaram uma adversidade de saúde e a transformaram numa força a mais para viver. Eu não quero que todo paciente se torne um triatleta, mas acho que o esporte oferece ao diabético uma oportunidade única de melhorar sua saúde física e descobrir seus limites, progredindo sempre neles. Ninguém começa atravessando o Canal da Mancha. Começa-se a nadar na piscina de dez metros, depois de vinte e depois se chega ao mar. Quem tem mais habilidade vai fazer mais; quem tem menos habilidade vai fazer menos. Mas o importante é fazer.

É claro que as questões técnicas nunca devem ser subestimadas quando se tem diabetes. Na hora de se exercitar, testes e avaliações físicas são importantes. Mas também não devem ser uma

• *100* • *Diabetes: Tudo o que você precisa saber*

camisa-de-força. O paciente é parte vital do processo e cabe a ele conhecer seu corpo, seu potencial e suas limitações, para que possa melhorar sempre o seu condicionamento físico, "empurrando a bóia" cada vez mais para a frente.

Existe uma fórmula simples que permite a qualquer pessoa verificar se está fazendo a atividade física adequada. Basta subtrair a idade do número 222 (para homens) ou 226 (no caso de mulheres). O número obtido corresponde à freqüência cardíaca máxima que se pode obter. É o valor que seria obtido numa prova de esforço na esteira.

Para um condicionamento físico de moderado a intenso, aquele que se deve perseguir, trabalha-se de 75 a 92% da freqüência máxima. Tomando o meu caso como exemplo, minha freqüência cardíaca máxima é de 169. Assim, os exercícios que faço devem elevar minha freqüência cardíaca entre 126 e 155. Quando caminho no plano, minha frequência não passa de 100 e de bicicleta, não passa de 115. Nadando no mar, minha freqüência vai a 125 e, quando faço uma esteira, com boa velocidade e inclinação, vai para 140. Numa aula de *spinning*, que é a bicicleta parada com música, a minha freqüência fica entre 150, 165. Se corro, vai para 170, 180.

Esses números demonstram que cada exercício físico provoca uma freqüência cardíaca diferente, o que é muito importante quando se quer melhorar o condicionamento físico. Se o estilo de vida moderno nos deixa um tempo muito pequeno para os exercícios físicos, este tempo precisa ser muito bem aproveitado. No entanto, não é o que acontece.

A maioria das pessoas freqüenta uma hora de academia duas vezes por semana e acha que é um grande feito, quando não é. A verdade é que as pessoas estão se exercitando com uma noção errada dos benefícios que estão obtendo. Voltando ao meu exemplo, para conseguir o mesmo resultado que obtenho fazendo 45 minutos de *spinning*, eu teria de caminhar por cerca de oito horas!

Atualmente, o estresse é algo que podemos contar como certo em nossas vidas. Não há como escapar dele. Por isso, os exercícios físicos são fundamentais, porque eles abrem uma válvula de escape muito eficiente para o estresse. É claro que a melhora do condicionamento físico deve ser progressiva, mas a verdade é que se deve ter o objetivo de progredir, de melhorar sempre. O homem é um ser mental e braçal, e os exercícios salvam, não matam.

A grande questão que se apresenta na atividade física se repete em vários outros setores de nossa vida. Todos querem o benefício, mas poucas pessoas fazem por merecer. Será sempre muito mais fácil sentar na frente do sofá com uma bacia de pipoca e passar a noite vendo televisão. Vencer a preguiça, sair e praticar um exercício saudável fora de casa é muito mais difícil.

No caso de quem tem diabetes, quando já se está em desvantagem, o esforço deverá ser maior ainda, para contrapor o prejuízo da doença. Isso significa que nunca se deve ceder à saída mais fácil. Se, por algum motivo, for preciso imobilizar o pé, haverá sempre outros exercícios possíveis com as mãos ou com os braços. O mesmo se aplica se o indivíduo for cardíaco, ou hipertenso. Porque se o diabético parar de exercitar seu corpo e se acomodar, ele vai engordar, o que terá péssimas conseqüências para sua saúde física e mental.

O diabetes, a pressão alta, a obesidade, o câncer, o derrame e várias outras doenças equivalem a um "cartão amarelo" num jogo de futebol. Significam que o jogador já está marcado pelo juiz e deve imediatamente mudar a sua tática de jogo, porque, senão, será expulso de campo. No caso do diabetes, muitas vezes o jogador reincide na falta, mas, ainda assim, o juiz lhe dá mais uma oportunidade, porque não quer lhe dar um cartão vermelho. Mas chegará o ponto em que sua saída do jogo será inevitável.

O diabético, quando tem o diagnóstico de sua doença, deve aproveitar a chance de revisão do seu comportamento para evitar a expulsão do campo. Mas não é isso que acontece na maioria dos casos. No Brasil, devido a inúmeros problemas de ordem cultural e estrutural, os pacientes são muito passivos com relação ao diabetes, o que aumenta as chances do cartão vermelho.

Todo diabético deve ter uma postura ativa frente à sua doença, o que permitirá ao médico atuar de forma mais preventiva, chegando a tempo, e não atrasado ao tratamento. Se o goleiro esperar o jogador bater o pênalti para saber para que lado deve pular, a bola entrará, porque não vai dar tempo de pegar. O médico, como o goleiro, não pode fazer um jogo defensivo apenas. Ele tem de se antecipar, escolher o campo; do contrário, perde o jogo.

···10···
Os cuidados na alimentação

E m nenhuma outra época tivemos ao nosso alcance uma variedade tão grande de alimentos, o que, a princípio, poderia ser encarado como um grande avanço da civilização. Comer ficou muito mais prático e cada vez dependemos menos de quem escolha ou prepare os nossos alimentos. Eles estão prontos, ou praticamente prontos, nas prateleiras dos supermercados, nos restaurantes e nos *fast-foods*.

A verdade, entretanto, é que a industrialização dos alimentos não vem se mostrando tão benéfica para a saúde humana como desejaríamos. Associada a outros fatores, como o ritmo acelerado da vida moderna e o sedentarismo, a alimentação típica dos nossos dias é prejudicial à saúde, porque é pobre nos nutrientes que o organismo necessita de verdade e rica naqueles que a nossa biologia preferiria evitar, como biscoitos, refrigerantes, sanduíches e congelados. Por isso, os erros alimentares são hoje causas importantes de boa parte dos distúrbios de saúde.

Para quem tem diabetes, essa mudança para pior dos hábitos alimentares consiste em um grande problema, mas não pela doença em si. Na verdade, diabéticos têm a mesma necessidade nutricional e calórica de qualquer pessoa e não precisam comer apenas determinados alimentos. A diferença é que a sua dieta deverá ser absolutamente saudável e equilibrada, o que é difícil em um mundo onde os horários e a qualidade nutricional dos alimentos tornaram-se questões secundárias.

A dieta de quem tem diabetes é a dieta que toda pessoa que pretende ser saudável deveria seguir, mas não a faz porque o ritmo e as prioridades da vida mudaram. Assim, para quem tem

104 • Diabetes: Tudo o que você precisa saber

de controlar a glicose, seguir a dieta acaba por se transformar em algo mais sacrificante do que o é na verdade. O fato é que os diabéticos não podem ceder aos modismos alimentares e devem adotar uma dieta equilibrada.

Atualmente, com o avanço dos estudos sobre nutrição em diabetes, a alimentação deixou de ser um bicho-de-sete-cabeças para quem tem a doença. Há regras, sim, mas as limitações são poucas e a disciplina é o mais importante. Entretanto, muitos diabéticos e familiares continuam ligados a idéias superadas, dos tempos em que alimentação para eles era quase um sinônimo de restrição. Até hoje permanecem idéias erradas como a de que o diabético não pode comer banana ou macarrão.

Na verdade, os mitos alimentares têm sua razão de existir, pois é muito recente a mudança dos conceitos alimentares no diabetes. Foi apenas em 1986 que a pesquisa científica constatou que a necessidade calórica no diabetes era similar à normal, estabelecendo em 50 a 65% a quantidade diária de carboidratos na dieta de seus pacientes. Esse porcentual já vinha sendo aumentado gradativamente ao longo do século, contrariando a idéia de que os carboidratos não deveriam fazer parte da dieta dos diabéticos.

Em 1912, quando ainda não havia insulina, o que se utilizava na doença era um esquema alimentar de baixa caloria (1.000) e muito pobre em carboidratos, conhecido como "terapêutica da fome", cujo resultado era trágico. As pessoas acabavam morrendo não do diabetes, mas de desnutrição ou do coração, em função do altíssimo teor de proteínas e gorduras daquele esquema alimentar. Somente após a descoberta da insulina, em 1921, os estudos foram se aperfeiçoando e os carboidratos passaram a ganhar mais espaço na alimentação do diabético: 14% em 1930; 40% em 1950; 40%, 45% em 1971; 45% em 1986; 55 a 60% em 1994 e entre 50 e 65% atualmente.

A CONTAGEM DE CARBOIDRATOS

Situações absolutamente corriqueiras para quem não tem problemas com a glicose podem se tornar um grande problema para um diabético. Festas, viagens, um engarrafamento no trânsito ou uma eventual impossibilidade de almoçar por causa do trabalho podem levar a uma hipo ou uma hiperglicemia, que, se não ofe-

Os cuidados na alimentação • 105 •

recer riscos imediatos, aumenta as chances de complicações da doença no futuro, como sabemos.

Hoje, com uma boa orientação nutricional, o paciente pode assimilar um conjunto de conhecimentos que lhe permitirá superar qualquer contratempo em sua alimentação. Trata-se da contagem de carboidratos, na verdade um novo nome para algo que os nutricionistas especializados em diabetes já faziam, que é a elaboração de um esquema alimentar individualizado. A diferença é que a responsabilidade de modificar, flexibilizar e adequar o cardápio agora é do paciente.

O primeiro passo para utilizar a contagem de carboidratos é a elaboração do esquema nutricional individual, que será feita pelo profissional de nutrição a partir das informações clínicas do paciente, como peso, altura, insulinização e medicação, além de dados sobre o seu estilo de vida, cultura e preferências alimentares. Outro fator de maior importância é a atividade física, já que a obesidade e o sedentarismo são condições que necessitam de alimentação mais rígida em suas quantidades e opções.

Depois de avaliada a demanda calórica do paciente, o nutricionista a distribui pelo número de refeições necessárias no dia. Em geral, pacientes que não fazem uso de insulina devem fazer quatro refeições ao dia, ao passo que os que utilizam insulina devem se alimentar mais vezes — cerca de seis refeições ao dia. Entretanto, quando se utilizam múltiplas doses de insulina, ou se usa a bomba, é possível distribuir a necessidade calórica diária em quatro refeições apenas. Para alguns pacientes, comer menos vezes ao dia significa uma grande vantagem.

No esquema alimentar, é necessário que haja lugar para todos os grupos de alimentos: os carboidratos, as proteínas e as gorduras, além das quantidades necessárias de vitaminas e sais minerais, contidas nas frutas, folhas e legumes. Por isso, os nutrientes devem ser bem distribuídos em cada uma das refeições, seguindo sempre o esquema básico: 50 a 55% de carboidratos, 20% de proteínas e entre 25 e 30% de gorduras.

Normalmente, trabalha-se com porções de 15g de carboidratos para qualquer alimento e o paciente recebe uma tabela para saber quantas colheres, copos ou porções de cada alimento contêm 15g de carboidratos. A partir dessas quantidades prefixadas,

• 106 • *Diabetes: Tudo o que você precisa saber*

o paciente terá mais facilidade e liberdade de fazer as modificações em seu cardápio.

O esquema alimentar a seguir foi feito para um jovem diabético que faz uso de insulina, pratica futebol com regularidade, está no peso ideal e com glicemias dentro da faixa da normalidade.

Em uma situação especial, como uma ida a um *fast-food* com os amigos, este jovem, a partir de uma tabela de carboidratos, pode substituir o seu almoço por um lanche. Dessa forma, ele poderá comer um *cheeseburguer* com alface e tomate, um saco pequeno de batata frita e um copo de açaí de 200mL.

Essa flexibilidade é possível porque o que indica como vai ficar a glicemia depois de uma refeição é o seu teor de carboidrato. Se ela vem do pão, do arroz, da fruta, do macarrão, ou da batata frita, não importa. Mas é importante ressaltar que cada caso é um caso e por isso as substituições também devem ser individualizadas. É fundamental lembrar ainda que lanches desse tipo, embora sejam eventualmente aceitáveis, não podem de forma alguma se tornar rotina na vida do jovem diabético. O nutricionista deverá estabelecer com o paciente a freqüência com que as exceções da dieta podem acontecer.

É possível, portanto, mudar o cardápio, mas não o número total de carboidratos em cada refeição, assim como não se modifica a quantidade de gordura ou de proteínas. Essas também não podem estar em excesso, como bem demonstrou a dieta utilizada para quem tinha diabetes antes do advento da insulina. Além disso, quando o diabético diminui a quantidade de carboidrato, abre espaço para comer mais proteína, o que é péssimo, porque toda proteína vem associada à gordura. E o excesso de gorduras é altamente prejudicial por contribuir para problemas cardiovasculares. O diabético tem como conter a hiperglicemia tomando insulina ou hipoglicemiantes orais, controlando a alimentação, fazendo exercícios. Mas não tem como eliminar o efeito do excesso das gorduras ingeridas.

Com certeza, a contagem de carboidratos facilita muito a vida das pessoas que convivem com o diabetes. Munidos de uma pequena tabela de alimentos, e com algum treinamento, é possível fazer adaptações na dieta, o que é bom para a saúde e para a vida social do paciente. Em geral, as crianças e os adolescentes costumam ser mais flexíveis e por isso têm mais facilidade de se

PLANO ALIMENTAR PERSONALIZADO

Desjejum: 7h   55g de carboidratos

200mL de leite desnatado, 1¹/₂ pão francês (75g), 1 fatia de queijo prato (15g), 1 colher (sopa) de geléia *diet*.

Lanche da manhã: 10h   30g de carboidratos

Vitamina com 200mL de leite desnatado, 1 banana pequena (50g), 1 colher (sopa) de aveia.

Almoço: 13h   100g de carboidratos

6 colheres (sopa) de feijão, 4 colheres (sopa) de arroz, 6 colheres (sopa) de cenoura cozida, 2 batatas pequenas cozidas (120g), 1 porção* de salada de agrião, acelga e rúcula, 1 bife magro de carne vermelha (100g).

Sobremesa: 1 banana pequena.

Lanche da tarde: 16h30   45g de carboidratos

150mL de suco de melancia, 2 fatias de pão de forma com margarina, 2 fatias de peito de peru (35g).

Jantar: 20h30   90g de carboidratos

3 escumadeiras de massa ao sugo (330g), 4 almôndegas de frango (120g), 1 porção de salada de alface e cebola, 2 colheres (chá) de azeite.

Sobremesa: 1 porção de pudim *diet* (85g).

Ceia: 23h   40g de carboidratos

200mL de leite, 1 pão francês (50g) com margarina.

Quantidades ideais para um jovem de 11 anos medindo 1,50m e pesando 40kg. Contagem calórica aproximada: 2400cal/dia.

---

* Considere 1 porção igual a 1 pires cheio.

• 108 • *Diabetes: Tudo o que você precisa saber*

adaptar à contagem de carboidratos, integrando-a à insulinização. Já os adultos têm mais dificuldade de fazê-lo porque sofrem a influência de conceitos errados que recebem de amigos, parentes e leituras não-científicas ou desatualizadas. Mas não é nada que não possa ser superado, quando há boa vontade.

O mais importante é que o esquema alimentar respeite, na medida do possível, as preferências alimentares do paciente, para que a disciplina exigida em termos de horários e quantidades seja compensada com uma dieta que satisfaça o seu paladar. Em alguns casos, quando o paciente já tem bons hábitos alimentares, as modificações na dieta são pouquíssimas. Em outros casos, será preciso um trabalho intenso de reeducação alimentar. É difícil fazer com que a alimentação surta bons efeitos no tratamento em casos em que há total falta de disciplina. Atualmente, muitos jovens e crianças estão deixando de tomar o café-da-manhã porque acordam muito tarde. Com isso, vão comer em excesso no almoço. É claro que isso torna o controle da glicose muito mais complexo.

Outra questão importante diz respeito à periodicidade da consulta com o nutricionista, que não pode ser negligenciada quando se desejam bons resultados no tratamento. No diabético adulto, o nutricionista deve ser consultado no momento do diagnóstico e um mês depois para possíveis adaptações do plano à pessoa de acordo com as suas glicemias capilares e seu peso. Depois disso, uma nova consulta deve ser realizada a cada seis meses. Em adultos que utilizam insulina, a mesma freqüência é recomendada. Já as crianças e os adolescentes precisam de mais supervisão nutricional, devido às mudanças constantes que ocorrem de peso, altura e insulinização. O nutricionista deve ser consultado no momento do diagnóstico, no mês posterior e a cada três ou no máximo, seis meses. É importante a presença dos pais nas consultas.

Ter um esquema alimentar personalizado, e segui-lo, é muito importante para o controle do diabetes. Mas esse esquema sempre poderá ser aperfeiçoado, de modo a melhorar cada vez mais a vida do paciente. Por isso, é preciso que ele receba informações continuamente, que as busque em boas leituras, palestras e convívio com outras pessoas diabéticas. Quando o paciente é bem

Os cuidados na alimentação • 109 •

informado sobre nutrição, terá sempre mais facilidade para aderir ao plano alimentar elaborado ou adaptá-lo às suas necessidades.

Os diabéticos tipo II são os que mais transgridem na alimentação porque têm uma idéia equivocada de que sua doença é de tratamento mais simples, já que não tomam insulina. Mas essa não é a verdade, como vimos. A insulina, por agir mais rápido do que os comprimidos, acabam ajudando a controlar muito melhor a glicose e por isso os diabéticos que não fazem insulinização podem complicar mais do que aqueles que a fazem. Além disso, o diabetes tipo II é um fator de risco cardiovascular.

Na verdade, o que o diabético vai precisar para se adaptar ao esquema alimentar proposto pelo profissional de nutrição se traduz em uma única palavra: disciplina. É fundamental manter o intervalo entre as refeições, porque, quando elas se acumulam, o organismo não tem tempo de absorver corretamente os nutrientes. Quando se preserva um intervalo de três a quatro horas entre uma refeição e outra, há mais chances de entrar na próxima refeição com a glicemia normal.

DIFERENTES PACIENTES, DIFERENTES OBJETIVOS

Hoje, a nutrição ocupa lugar de extrema importância no tratamento do diabetes, ao lado da medicação e do exercício físico. Este, quando praticado com regularidade, integra-se de forma única aos objetivos da nutrição, pois permite uma ingestão alimentar mais variada e com maior teor calórico, além de proporcionar um controle melhor da glicemia, do colesterol, do triglicerídio e da pressão arterial.

Em linhas gerais, o maior objetivo da terapia nutricional no diabetes é manter o equilíbrio entre alimentação, medicação e gasto energético diário, para se alcançar e manter os níveis de glicose, de lipídios (colesterol e triglicerídios) e de pressão arterial no limite normal, ou o mais perto possível do normal. Entre os vários dados importantes que o profissional de nutrição deve considerar está a meta glicêmica do paciente, ou seja, a faixa de glicemia em que ele deve permanecer, que é estabelecida por seu médico.

• *110 • Diabetes: Tudo o que você precisa saber*

• Crianças e adolescentes com diabetes tipo I

Nestes, a terapia nutricional deve fornecer energia adequada para assegurar crescimento e desenvolvimento normais sem hipoglicemia excessiva. Em crianças muito pequenas, que ainda não sabem reconhecer ou expressar os sintomas da hipoglicemia, a meta glicêmica será mais alta, assim como acontece com pessoas idosas que moram sozinhas e que por isso teriam dificuldades de reverter um quadro de hipoglicemia. À medida que crescem, a meta glicêmica das crianças começa a ficar mais próxima do normal, o que vai exigir algumas alterações no tratamento e possivelmente na alimentação.

A questão da disciplina continua a ser fundamental na dieta desses pacientes. Quem toma insulina ao acordar não pode comer menos do que está previsto em seu esquema alimentar, porque, se fizer isso, vai sobrar insulina. Não será possível comer de acordo com a fome, porque qualquer transgressão, por menor que seja, vai provocar uma alteração indesejada na relação glicose/insulina.

O esquema de múltiplas doses de insulina permite maior flexibilidade alimentar, o que facilita a adaptação quando existem horários irregulares de refeições, apetite variável e atividade física variada em freqüência e intensidade. Ao contrário do que muitos imaginam, o esquema múltiplo de insulina não é um complicador do esquema alimentar, mas sim um de seus facilitadores.

O comportamento alimentar dos jovens sofre influência do convívio social e, nessa faixa etária, o consumo dos alimentos de *fast-food* é elevado. Se consumidos em ocasiões especiais e com moderação, uma ou duas vezes por semana, lanches rápidos podem fazer parte da alimentação do jovem diabético. Mas é importante que ele esteja atento ao fracionamento da dieta e que não fique mais de quatro horas sem se alimentar.

• Jovens com diabetes tipo II

Trata-se de pacientes que vêm se tornando mais comuns, em função do crescimento da obesidade infantil. Normalmente, eles apresentam ainda colesterol alto e pressão alta. Nesses jovens, a alimentação deve ser reduzida em calorias, com baixo teor de gorduras, para promover a perda de peso. É claro que será preciso investir muito na mudança dos hábitos alimentares do jovem e, com muita freqüência, de toda a sua família. Com uma boa dieta e mudança de estilo de vida, é possível fazer diminuir nesses adolescentes a intolerância à glicose, para que seu futuro não seja completamente comprometido pelo diabetes.

• Adultos com diabetes tipo II

Neste público, em que a maioria dos pacientes é obesa ou tem aumento do porcentual de gordura na região abdominal, o esquema alimentar deve proporcionar perda de peso e promover mudanças dos hábitos alimentares. A estratégia mais utilizada nesse caso é: distribuir as calorias (reduzidas) em quatro ou cinco refeições diárias, com intervalos de quatro horas entre elas. Esses pacientes não devem omitir refeições, beliscar e evitar refeições volumosas. Essa recomendação vale para todos os diabéticos, mas é importante sobretudo para os que precisam controlar o peso.

Outra recomendação fundamental para quem tem diabetes tipo II diz respeito ao sal e à gordura. Esses pacientes em geral apresentam dislipidemia — colesterol LDL alto, triglicerídio alto e HDL baixo. O HDL é um tipo de colesterol benéfico, que protege o coração e por isso é importante que seja mantido em níveis normais. Além disso, muitos desses pacientes são hipertensos. Assim, além da redução calórica, eles precisam reduzir o sal, o colesterol e a gordura saturada dos alimentos.

• Gestantes

Mulheres com diabetes que esperam um bebê têm uma meta glicêmica baixa, pois as glicemias altas configuram um risco para a gestante e para o feto. Assim, a alimentação, como todo o tratamento, deve ter como base esse objetivo. Se a dieta não estiver ajudando a fazer com que a glicemia fique bem próxima do normal, será preciso intervir e fazer com que se torne mais rigorosa.

Considerando que a gestante já fazia um bom controle da glicose antes de engravidar, pode-se afirmar que as suas necessidades nutricionais durante a gravidez e a lactação serão as mesmas de uma mulher não-diabética. Deve ser evitado o ganho de peso excessivo, e o ideal é que a mulher engorde de 9 a 12kg, depen-

• 112 • *Diabetes: Tudo o que você precisa saber*

dendo do seu peso inicial. As mulheres diabéticas obesas devem aumentar no máximo 6kg durante a gravidez. Mais detalhes sobre a alimentação da mulher na gestação estão no Capítulo 17 deste livro.

ALGUMAS QUESTÕES IMPORTANTES

• *O que são carboidratos?*

Os carboidratos são os nutrientes mais importantes para a formação de energia no organismo e podem se apresentar na forma de açúcares, amidos ou fibras.* Os açúcares são pequenas moléculas que ingerimos nos alimentos e nas bebidas adoçadas com açúcar de mesa, o mascavo ou o integral. O mel, as frutas e os leites também têm este tipo de carboidrato. Já os amidos são compostos de moléculas grandes e são encontrados nos cereais, integrais ou não, nos vegetais e nas raízes.

As fibras, contidas nos cereais integrais, frutas e verduras, também contêm grandes moléculas de açúcar, mas, como o corpo não consegue fazer a sua digestão, o que faz com que sejam eliminadas pelas fezes, elas não são consideradas fontes de energia. Entretanto, as fibras são importantes para ajudar no controle da glicemia. Tornando a digestão mais vagarosa, elas fazem com que a glicose seja liberada mais lentamente no sangue.

• *Grãos integrais são melhores para o diabetes?*

Apesar de mais saudáveis, porque contêm fibras, vitaminas e minerais, os grãos integrais não precisam ser indicados como primordiais na dieta de controle da glicose. Não há necessidade de comer arroz ou macarrão integral quando o paciente gosta de

---

* De acordo com recente orientação da American Diabets Association, os termos "açúcares simples", "carboidratos complexos" e "carboidratos de ação rápida" não são bem definidos e devem ser evitados. Estudos recentes concluíram que, ao contrário do que se acreditava, nem sempre os carboidratos antes chamados de simples vão descompensar mais o diabetes. Assim, sobre os carboidratos dos alimentos, os termos açúcares, amidos e fibras devem ser preferidos.

frutas e vegetais. Alimentos integrais, embora mais ricos, são mais difíceis de achar, mais caros e demoram mais a cozinhar. Não há como negar essas desvantagens e por isso eles não fazem parte da dieta da maioria das pessoas. É mais importante para o diabético comer arroz branco com uma salada do que arroz integral sem salada. Da mesma forma, é melhor comer uma fruta de sobremesa do que um doce integral.

• *O que são gorduras?*

Também chamadas de lipídios, as gorduras formam as reservas de energia do organismo, que, entretanto, precisa de pouca quantidade delas. Há dois tipos principais de gorduras: as saturadas, que são sólidas à temperatura ambiente, e as gorduras líquidas, denominadas insaturadas, mais saudáveis. São os óleos, que refogam os alimentos, e os azeites.

Todos os óleos podem ser usados pelos diabéticos, mas o de canola é melhor para quem tem colesterol alto. Entretanto, o óleo de melhor qualidade não ajuda na perda de peso, porque o teor calórico de todos os óleos é igual. Uma recomendação importante é a de não levar ao fogo a manteiga ou a margarina, gorduras saturadas que se tornam ainda mais prejudiciais quando aquecidas.

• *Diabéticos podem comer proteína à vontade?*

Proteínas são nutrientes que servem para o crescimento, a manutenção e a recuperação dos tecidos. Não foi confirmado se a ingestão excessiva de proteínas por longo tempo contribui de fato para o desenvolvimento de nefropatias, mas é prudente para o diabético evitar o excesso de proteína na dieta. Além disso, toda proteína de carnes em geral, queijos, leite integral e ovos também têm gorduras, sobretudo do tipo saturado, motivo que faz com que tais alimentos devam ser muito bem controlados.

• *Qual a melhor maneira de perder peso sendo diabético?*

Para qualquer pessoa, o emagrecimento deve ser um processo lento, e o ideal é perder em média 0,5kg por semana. Emagrecer rapidamente não é bom porque a recuperação do peso perdido

• 114 • *Diabetes: Tudo o que você precisa saber*

também será rápida quando se deixa de fazer a dieta. Além disso, quando se emagrece com muita rapidez, perde-se massa muscular, o que não é interessante.

Durante a dieta, é preciso prestar muita atenção na escolha dos alimentos. Aqueles com alto teor de gordura ajudam no ganho de peso, porque entre os nutrientes a gordura é o mais calórico (9 cal por grama). Conseqüentemente, é também o mais difícil de ser queimado na atividade física. A gordura estocada no corpo vem em sua maior parte do excesso de gordura contida nos alimentos, mas também do excesso de proteínas e carboidratos consumidos.

Na hora de escolher os alimentos, considere a tabela a seguir, levando em conta que é considerado com baixo teor de gordura o alimento que tem até 3g de gordura por cada 100g.

Quantidade de alimento	Quantidade de gordura
10 azeitonas	5g
Porção de batata frita (100g)	13,2g
100g de frango a milanesa	16g
100g de biscoito salgadinho	22g
Coxinha de 50g (salgadinho)	13,4g
Pacote de 50g de amendoim torrado	25,4g
100g de pão de queijo	25g
Pastel de forno grande (40g)	12g
Fatia grande de queijo-minas tipo frescal (40g)	7,6g
Fatia fina de queijo-prato (20g)	6,1g
Salsichão de 100g	41g
Cheeseburguer	12g
Queijo quente	11g

• *Como saber o que é excesso de gordura?*

Sempre que o porcentual de gordura da alimentação exceder a 30% das calorias totais diárias, haverá excesso. Por exemplo:

quando há mais de 50g de gordura na dieta de 1.500 calorias (veja o quadro anterior).

A margarina ou a manteiga do café-da-manhã e do lanche da tarde (duas colheres [chá] por refeição), o azeite da salada do almoço e do jantar (duas colheres [sobremesa] por dia), a gordura encontrada nas carnes magras e o óleo para refogar os alimentos (duas colheres [sopa] por dia) já formam uma quantidade suficiente de gorduras. Mais do que isso é muito, com ou sem diabetes.

Qualquer fritura, ainda que de forma esporádica, é um excesso porque o corpo não precisa dela. Mas, infelizmente, elas são muito presentes em nossa alimentação. Alimentos como maionese, manteiga, margarina, creme de leite, biscoitos em geral, *bacon*, salgados, tanto fritos quanto de forno, têm alto teor de gordura saturada, principal contribuinte para a elevação do colesterol no sangue. Por isso, eles devem ser consumidos apenas eventualmente, de acordo com a orientação do nutricionista.

• *Comer frutas pode engordar?*

As frutas têm gorduras de boa qualidade e não existe nenhuma que seja proibida para o diabético, nem mesmo o abacate e o açaí. Assim como os legumes e folhas, as frutas são muito importantes na alimentação, pois fornecem vitaminas e sais minerais. Elas poderão ser consumidas em menor ou maior quantidade nas refeições unicamente em função de seu teor de carboidratos.

Atualmente, a tabela das frutas é organizada de maneira que cada uma contenha 15g de carboidratos em média, ficando assim distribuídas:

Fruta	Peso
1 banana-prata média	60g
1 pêra média	100g
1 maçã pequena	100g
1 caqui pequeno	80g
1 manga espada pequena	100g
1 fruta-do-conde média	100g
Meio abacate pequeno	200g

• 116 • *Diabetes: Tudo o que você precisa saber*

• O que é índice glicêmico?

Trata-se de um conceito introduzido em 1980 e que ainda hoje é bem discutido. Índice glicêmico dos alimentos nada mais é do que uma classificação que eles receberam a partir de um estudo que dosou a extensão do aumento do nível de glicose sangüínea em comparação com um carboidrato-padrão, o pão francês. Portanto, para efeito de verificação do índice glicêmico, os alimentos dosados tinham a mesma quantidade de carboidratos que um pão francês.

Os alimentos que, após a sua absorção, provocaram uma elevação da glicose no sangue menor do que 55mg% foram chamados de alimentos de baixo índice glicêmico. Alguns exemplos são as massas *al dente*, feijões, vegetais, chocolate *diet* e a batata frita. Quando a elevação ficou entre 55 e 70mg%, os alimentos foram classificados como de índice glicêmico intermediário. Foi o caso da banana, do suco de laranja, do arroz branco, da batata-doce etc. E quando a elevação foi maior do que 70mg%, o alimento foi considerado de alto índice glicêmico. São exemplos, os cereais matinais, *cream-crackers*, cenoura, abóbora, purê de batatas e outros.

Embora tenha ficado claro que os carboidratos apresentam respostas glicêmicas diferentes, os alimentos são misturados nas refeições, o que faz com que o seu índice glicêmico isolado perca a importância no que diz respeito ao controle da glicose. Assim não vale a pena restringir alimentos com alto índice glicêmico para os diabéticos. Estudos recentes com indivíduos em condições normais concluíram que a quantidade total de carboidratos em refeições e lanches é mais importante do que a origem ou o tipo deles. O quantitativo constante de carboidrato é na verdade muito mais importante no tratamento do diabetes, sobretudo quando se usa insulina.

A validade do índice glicêmico se revela quando o alimento é considerado de forma isolada. Se uma pessoa tem, por exemplo, uma hiperglicemia por volta das 11 horas da manhã, será sempre preferível que coma uma maçã, que tem baixo índice glicêmico, a uma banana. Mas, se um outro paciente tem hipoglicemia nesse horário, será melhor comer a banana e esquecer a maçã. Entretanto, no almoço, junto com outros alimentos, não é possível afirmar que é melhor comer maçã do que banana.

Os cuidados na alimentação • 117 •

Um dado muito importante nesse aspecto é a glicemia que a pessoa apresenta antes de comer. Entrar no almoço com uma glicemia de 70mg% é muito diferente de entrar com 200mg%. As pessoas se esquecem com freqüência disso e, quando fazem o teste do dedo para avaliar a glicemia após a refeição, e ela está alta, atribuem a culpa à comida. Mas muitas vezes não é a comida que aumenta a glicemia, na verdade ela já está alta antes.

• *Qual a diferença entre alimentos* diet *e* light?

Até hoje esses dois conceitos geram um pouco de confusão. Por isso, nunca é demais esclarecê-los. *Diet* é o produto isento de açúcar, que pode conter no máximo 0,5g de glicose, sacarose ou frutose por 100g ou mL do produto. É, portanto, indicado para as pessoas que não podem comer açúcar. *Light* é o produto reduzido em calorias, porém sem destinação específica a qualquer tipo de dieta. A denominação é aplicada a produtos diversos que tenham menor teor de um ou mais de seus componentes, seja açúcar ou gordura.

Um produto *diet* pode ter um teor alto de calorias e ter gorduras, mas não tem açúcar. Já um produto *light* pode ter qualquer redução de açúcar ou de gordura, ou dos dois, desde que seu teor calórico diminua. Atualmente, a maioria dos produtos no mercado é *light*, porque essa denominação tem um apelo comercial maior. Por isso, quem tem diabetes, e não pode comer açúcar, precisa prestar muita atenção e ler os rótulos dos produtos, para saber se eles são de fato indicados. É preciso saber que o alimento é "sem adição de açúcar", ainda que seja *light*. Ultimamente, já há no mercado alimentos que não são nem *diet*, nem *light*, mas eles contêm o aviso de que são feitos "sem adição de açúcar".

Sobre os adoçantes, temos no Brasil uma boa variedade deles: o ciclamato, a estévia, o sorbitol, a frutose, o aspartame, a sacarina. De acordo com o que preconiza o FDA (Food and Drugs Administration), a quantidade diária permitida de adoçantes é bastante elevada. Em média, o consumo máximo fica em torno de cem gotas por dia, o que equivale a 25 pacotinhos de adoçante em pó. Dificilmente uma pessoa consegue se aproximar dessa cota e, portanto, os adoçantes, quando bem utilizados, podem ser considerados alimentos seguros. Entretanto, deve-se variar o tipo de adoçantes, alternando-os.

• 118 • *Diabetes: Tudo o que você precisa saber*

• Açúcar é sempre um "veneno" para quem tem diabetes?

A proibição do açúcar refinado continua a ser uma regra importante no diabetes, mas algumas formas modernas de tratamento (como a contagem de carboidratos) utilizam esse tipo de açúcar, o que, de fato, tem um grande valor no que diz respeito à qualidade de vida, sobretudo nos seus aspectos sociais. É bom poder acompanhar os amigos comendo uma sobremesa com açúcar no restaurante. Tomar um sorvete na rua é um prazer incomparável ao de tomar um sorvete *diet* em casa.

Pacientes cujo tratamento admite açúcar fazem parte de um público pequeno. São aqueles que utilizam a insulina, têm regularidade nas consultas e um bom equilíbrio na alimentação. Para as pessoas não-diabéticas, mas que querem manter a saúde por meio da alimentação, apenas 10% da quantidade total diária de calorias deve vir do açúcar refinado, o que equivale a mais ou menos 20g de açúcar por dia. Isso equivale a adoçar um líquido e comer um pedaço pequeno de doce. Portanto, para pacientes muito especiais, essa quantidade de açúcar é permitida. O que não pode de forma alguma é trocar todo o carboidrato da dieta por açúcar, o que nem mesmo as pessoas que não têm diabetes deveriam fazer, embora o façam com freqüência.

Já para os diabéticos do tipo II, a proibição do açúcar permanece. Uma torta, um quindim, um mil-folhas, um sorvete, todas essas delícias são ricas não apenas em açúcar, mas também em gorduras. Como sabemos, a maioria dos pacientes diabéticos tipo II é obesa, e a obesidade é um agravante para o controle do diabetes.

• Como substituir refeições nas viagens?

Substituir um almoço ou jantar por um sanduíche esporadicamente, durante uma viagem, não descompensa a glicemia nem irá provocar aumento de peso. Deve-se combinar o sanduíche com um suco, de preferência de melão, maracujá, morango, acerola, ou água-de-côco, por conterem menor teor de carboidratos.

Quando for necessário completar o teor de carboidratos de uma refeição, deve-se acrescentar uma barra de cereal *diet* ou *light*. Durante as viagens, não se deve esquecer que o intervalo ideal entre as refeições é de três a quatro horas.

Os cuidados na alimentação • 119 •

• *Como solucionar o problema dos lanches escolares?*

Na infância e na adolescência, a influência dos amigos é fortemente evidenciada, razão pela qual uma dieta mais flexível torna o controle do diabetes mais eficaz. Os pais, na medida do possível, devem se preocupar com isso e não enviar para a escola lanches que deixarão seus filhos pouco à vontade na frente dos amigos. Quando isso acontece, a criança acaba não comendo o lanche.

Lanches caseiros como pão francês com requeijão, pão de fôrma integral com presunto magro ou pão careca com patê são bem aceitos nessas faixas etárias, não havendo necessidade de se adicionarem frutas. As mesmas podem ser administradas em casa, durante o almoço, jantar ou até mesmo na ceia.

Quanto aos lanches comprados nas cantinas, como o pão de queijo, hambúrguer e pastel, podem ser consumidos desde que com moderação, uma a duas vezes por semana.

• *Que cuidados o atleta diabético deve ter com a alimentação?*

No momento da atividade física são necessários alguns cuidados especiais, como estar com a glicemia bem controlada (não se deve praticar exercícios com glicemias maiores ou iguais a 250mg%) e ingerir carboidratos extras antes do exercício de acordo com a intensidade e a duração do mesmo. Para cada trinta minutos de atividade moderada (correr, pedalar, nadar e ginástica), devem-se acrescentar 15g de carboidratos. Levar açúcar líquido ou mel para a atividade física também é importante.

Não se devem incluir na alimentação suplementos protéicos, como albumina, proteinatos, creatina, *wheyprotein*. Uma alimentação balanceada fornece proteínas na medida certa e somente alguns esportes específicos podem necessitar de reforço protéico. O atleta diabético precisa de um programa alimentar específico para obter um melhor condicionamento físico e, para isso, será fundamental a orientação do profissional de nutrição.

• *Como o diabético deve lidar com as reuniões sociais?*

Eis uma armadilha perigosa para quem tem diabetes. Há casos clássicos, como o almoço de família no domingo. Neles, a ten-

• *120* • *Diabetes: Tudo o que você precisa saber*

dência natural é que o indivíduo coma e beba mais do que deveria. Por isso, se a presença é obrigatória, o diabético deve procurar chegar na hora em que a comida é servida e depois sair para caminhar um pouco nos arredores, e voltar mais tarde para pegar a família. Porque, se ficar, ele fatalmente vai comer e beber além da conta. Quando isso acontece vez ou outra, tudo bem, mas uma vez por semana realmente é muito. Quem tem diabetes deve estar sempre atento a essas tentações, já que a vida social moderna sempre inclui a gastronomia.

• *Diabéticos podem beber?*

Segundo a Associação Brasileira de Diabetes, não é recomendável o uso habitual de bebidas alcoólicas. O que eles preconizam é que os homens não devem tomar mais de duas doses por dia, enquanto as mulheres não devem beber mais de uma dose. Uma dose equivale a 330mL de cerveja, 140mL de vinho seco e 40mL de bebida destilada. Mas é claro que o diabético estará bem mais protegido se não beber, ou beber apenas esporadicamente, levando em conta que a bebida alcoólica pode causar hipoglicemia se ingerida em jejum, quando a pessoa fica mais de três horas sem alimentação. Além disso, o risco é bem maior quando o diabético usa insulina. E a bebida está proibida quando o paciente tem alta taxa de triglicerídios, diabetes descompensado e pancreatite. Gestantes também não podem beber.

Há muitos casos de risco envolvendo bebidas alcoólicas e o mais clássico é aquele do sujeito que vai com um grupo de amigos ao churrasco de domingo. Ele não come a salada de batata nem a farofa, porque é diabético, mas come a carne, ou seja, a proteína, e bebe álcool. Em casos assim, o diabético está conjugando vários fatores de risco para o coma hipoglicêmico. Além de o álcool bloquear a produção pelo organismo de glicose nova, essa substância venenosa faz com que o indivíduo vá dormir quando chegar em casa. Com isso, ele terá chances muito grandes de entrar em coma hipoglicêmico.

Em situações desse tipo, portanto, se o diabético insiste em tomar bebida alcoólica, deve pelo menos ingerir carboidratos, para evitar a hipoglicemia mais tarde. Além disso, ele deve monitorar as glicemias, pois o excesso de carnes pode elevá-las cerca de três a quatro horas após a ingestão.

Não contamos em nosso país com práticas preventivas em saúde. Mas cabe a nós zelar pela nossa. Comer o que se gosta é ótimo. Mas, se o que se gosta é bolo de chocolate com baba-de-moça, há que se ter juízo. Porque se é aceitável comer um pedaço de vez em quando, o mesmo não se pode dizer de comer vários pedaços todos os dias. Um churrasco eventualmente é ótimo, mas todo dia é um veneno. O organismo não aceita esses exageros e cobrará um preço, cedo ou tarde, sobre a saúde.

Na verdade, a biologia é rígida e não aceita desculpas. Ela não quer saber se estamos tristes, sem dinheiro, se fomos traídos ou se a empresa faliu. O que ela quer saber é se cuidamos bem do nosso organismo, se estamos dando-lhe as condições necessárias para funcionar bem. E é disso que devemos cuidar, acima de tudo.

É preciso ajustar a razão entre o prazer e a realidade, o que é plenamente possível. Todos temos a capacidade de resistir. Trata-se de um processo lento e gradativo, mas gratificante, pois é ótimo quando o comando passa a ser exercido por nós, e não por nosso objeto de desejo. É algo muito semelhante à psicanálise, em que acontecem avanços e retrocessos, até que o sujeito adquira o domínio e passe a viver melhor.

Certamente, esse é um ponto de partida importante para quem quer evitar as complicações do diabetes porque não há soluções mágicas na doença e o paciente tem de percorrer o caminho das pedras. Ninguém vira um "faixa-preta" se comprar a faixa no armarinho. Ninguém vive bem com diabetes se não fizer tudo que é necessário para controlar a doença.

···11···

A *infância* e a *adolescência* com *diabetes*

Há muitos anos, uma interessante pesquisa foi realizada com um grupo de estudantes da Universidade de Harvard. Foi perguntado a eles se acreditavam que contariam com o apoio incondicional dos pais em uma situação de extrema necessidade. Os alunos escreveram suas opiniões em papéis que foram colocados em envelopes. Quarenta anos depois, o grupo de estudantes foi novamente reunido e os envelopes foram abertos. Os pesquisadores constataram, então, que a saúde dos estudantes que acreditavam no apoio dos pais era muito melhor. Apenas uma simples crença havia mudado por completo as condições de adoecimento daquele grupo.

Esse é um fato que verificamos a todo momento na clínica. De maneira geral, as pessoas que dispõem de um bom arcabouço familiar têm muito mais condições de enfrentar o diabetes e sair-se bem no seu controle, além de conseguirem que a doença tenha o menor impacto possível em suas vidas. Essa base emocional, que é importante no diabetes, torna-se crucial quando a doença surge numa fase precoce da vida.

A grande questão no caso de crianças e jovens diabéticos é que eles estão mais sujeitos a eventos de hipoglicemia, e por isso o controle da doença deve ser muito rigoroso. Isto, evidentemente, tem repercussões sérias na família, especialmente na nossa cultura, impregnada de culpa. O surgimento do diabetes em um filho provoca ainda a quebra do ideal de perfeição dos pais, o que é muito delicado.

É claro que cabe aos pais enfrentar essas questões, já que a doença não espera. Mas a família deve lembrar sempre que uma

• 124 • *Diabetes: Tudo o que você precisa saber*

criança com diabetes não pode ser considerada uma pessoa comprometida. E não há motivos para reforçar mitos ultrapassados. Até hoje algumas pessoas acham que uma criança com diabetes não pode jogar bola descalça. Ora, quem não pode jogar bola descalço é uma pessoa idosa com neuropatia diabética, porque pode machucar o pé e não sentir. Uma criança não precisa desses cuidados nem de muitos outros cuidados desmedidos porque ela não vai ter um derrame ou um enfarte.

Quando bem cuidada, e com o apoio da família, o risco de a criança diabética ter complicações no futuro pode ser muito minimizado, como vimos. Sua vida será próxima do normal: vai se divertir, casar, ter filhos. Mas a família precisará investir nisso.

Por causa da disciplina que o diabetes requer, na alimentação e no controle da glicose, a criança com diabetes vai precisar de uma educação, digamos, mais rigorosa. Entretanto, educação não se faz sem exemplos. Infelizmente, por conta de diversos fatores, o tipo de educação que a criança e o jovem diabético requerem tem se tornado raro em nossa sociedade.

Os pais têm de entender a importância de seu exemplo para os filhos. Distúrbios de comportamento em crianças e adolescentes muitas vezes são uma denúncia da desestruturação da família. Isso não quer dizer que pais devam esconder seus problemas dos filhos, ou que não possam se separar quando decidem por isso. A vida deve seguir seus rumos, e a verdade é sempre a saída mais inteligente. A questão é que crianças precisam de limites, exemplos, solidez e apoio. Educar dá trabalho, mas essa tarefa é dos pais ou responsáveis e não pode ser delegada a ninguém.

Por isso, o médico pode alertar ou, quando necessário, indicar um apoio psicológico para a família, o que certamente poderá surtir bons efeitos para o tratamento de uma criança com diabetes. Na chegada da adolescência será preciso considerar também o comportamento típico dessa fase. Na verdade, o jovem quer ter independência, mas, ao mesmo tempo, ele está pedindo socorro, porque está perdido. E se essa fase torna tudo mais confuso para os adolescentes, ela vai exigir mais ainda daqueles que têm diabetes.

É típica do jovem a necessidade de correr riscos. Por isso, ele anda de moto na contramão, participa de rachas, usa drogas, busca situações de perigo na rua, pratica esportes radicais e atividades do gênero. Mas, para o jovem diabético é muito mais fácil correr riscos: é só deixar de se alimentar ou de aplicar a insulina. E se ele for carente dos pais, ou quiser agredi-los, basta usar a própria doença. O jovem com diabetes tem uma arma muito forte porque, se ele não comer, desmaia. E, com isso, vai conseguir a atenção de sua família na emergência de um hospital.

A triste verdade é que, enquanto o jovem que não tem diabetes vai ter no futuro histórias para contar de suas transgressões, aquele que tem diabetes corre o sério risco de ter uma história bem mais triste para contar no fim da vida, pois as inconseqüências típicas da adolescência podem causar nele a perda da visão, de um rim ou de uma perna. A realidade é essa, e o jovem precisa conhecê-la para que sua vida adulta seja protegida.

AS COBRANÇAS NECESSÁRIAS

É uma tarefa árdua para a mãe, ou para a pessoa mais próxima do jovem com diabetes, cobrar-lhe a toda hora os cuidados que a doença requer. O que mais se vê atualmente é um desgaste muito grande nos relacionamentos familiares por conta da doença. Muitos jovens não compreendem muito bem o que se passa e acabam por considerar a mãe uma chata, porque ela tenta enquadrá-lo numa rotina da qual ele quer fugir. Entretanto, a cobrança familiar é importante no diabetes.

Há trabalhos que mostram que não é muito produtivo delegar à criança ou ao jovem diabético a responsabilidade pelo controle de sua doença porque ele não é capaz de fazê-lo da maneira adequada. Esses estudos mostram que os jovens que se cuidam sozinhos tem resultados piores do que aqueles que têm uma mãe ou alguém que lhes chama a atenção o tempo todo para os horários da alimentação, dos remédios.

É óbvio que há jovens que têm essa disciplina naturalmente. Mas são raros. Por ser o diabetes uma doença crônica e com poucos sintomas, a probabilidade de o jovem não aderir ao tratamento é muito maior. Por isso, é comum que ele use artifícios

• 126 • *Diabetes: Tudo o que você precisa saber*

para driblar o tratamento. E cabe à família evitar de todas as formas que isso aconteça.

Muitas vezes, quando pergunto a um pai se o seu filho tem feito os testes de dedo, ouço uma resposta positiva. Mas, quando aprofundo a investigação, percebo que a informação daquele pai provém unicamente do que lhe diz o seu filho. Ele não confere se o número de fitas que estão sendo gastas corresponde à quantidade de testes que ele tem de fazer. Não faz o teste junto com o jovem, ainda que seja apenas uma vez por dia.

Em uma conversa com um jovem diabético, basta fechar um pouco o cerco para perceber quando ele não está fazendo direito o que tem de fazer. Porque é chato, porque é incômodo, nesse sentido, a solução do problema está na educação, que prescinde de um equilíbrio familiar. Infelizmente, a experiência mostra que adolescentes diabéticos podem se tornar um problema quando não crescem apoiados numa estrutura familiar firme.

O JOVEM DIABÉTICO E A SEXUALIDADE

A ansiedade que cerca o homem de meia-idade diabético com relação à sua sexualidade também atinge o jovem que tem diabetes, embora sejam extremamente raros os casos de disfunção erétil no diabetes infanto-juvenil. É comum que esse jovem comece a temer pelo futuro de sua vida sexual antes mesmo do seu início. Por isso, ele precisará de apoio nesse aspecto, considerando as mudanças ocorridas na área do comportamento sexual nos últimos tempos.

Certamente a definição da sexualidade, que acontece na adolescência, é bem mais confusa hoje do que há alguns anos, quando havia praticamente três figuras no cenário: o homem, a mulher e o homossexual masculino. Hoje, temos uma série de composições sexuais, e a mídia repercute na sociedade a pluralidade da condição sexual.

Em sua busca normal por individualização, que normalmente inclui a oposição ao modelo familiar, o jovem fica vulnerável a situações de risco, às drogas e a questões que envolvem a definição de sua sexualidade. E os estímulos que fogem ao padrão

A *infância e a adolescência com diabetes* • 127 •

mais conservador certamente o atraem mais. Todos os jovens, homens ou mulheres, estão mais vulneráveis a experiências novas, e o sexo, por ser hoje menos definido, mais difuso, acaba sendo um campo de experiências atraente.

Ao contrário do jovem que não tem diabetes, para o qual é mais fácil experimentar as primeiras relações sexuais, o que tem diabetes já chega na fase da experimentação sexual com o fantasma da impotência, o que pode lhe ser muito perturbador e, em alguns casos, levá-lo aos extremos, como a idéia de não se casar por achar que não será capaz de satisfazer sexualmente sua companheira, ou considerar a possibilidade do homossexualismo, que o livraria da obrigação da ereção.

A obsessão pela forma física, que cria nas pessoas a obrigação de se mostrarem bonitas, fortes e musculosas, também acaba atingindo duramente aqueles que têm diabetes. Enquanto no passado os jovens bebiam para ter coragem de tirar uma moça para dançar, ou fumavam para criar um *glamour*, agora os jovens tomam bombas para ficar musculosos, com uma imagem agressiva e um desempenho físico espetacular. Há muitos casos de jovens que mantêm a glicose alta porque a insulina engorda. Ou seja, arriscam o futuro de suas vidas porque consideram a estética mais importante.

Infelizmente, é cada vez mais comum o uso de anabolizantes pelos jovens, que não medem as conseqüências desse recurso artificial e danoso de ficarem musculosos. Os anabolizantes bloqueiam o estímulo da hipófise sobre os testículos e podem levar a uma disfunção erétil por atrofia deles. Podem ainda causar infertilidade, lesionar o fígado e predispor ao câncer e até matar. Também tem se tornado comum o uso de vasodilatadores para aumentar a ereção, o que é outro absurdo, porque essas drogas interferem na circulação.

Se um jovem tiver diabetes, e de antemão se considerar um doente, e temer a impotência, ele terá uma necessidade ainda maior de usar artifícios do que o jovem que não tem diabetes. Daí será levado a tomar anabolizantes para ficar forte e musculoso e usar drogas vasodilatadoras para ter ereção, para se autoafirmar, para corresponder às absurdas expectativas do sexo em excesso, que norteia uma boa parcela dos jovens de hoje.

• 128 • *Diabetes: Tudo o que você precisa saber*

É um absurdo que jovens, diabéticos ou não, usem drogas para potencializar a ereção quando não necessitam disso, apenas porque querem uma garantia de um desempenho sexual espetacular. Na verdade, isso acontece porque o jovem não está maduro e tem uma noção completamente equivocada sobre o que é o sexo.

Sobre as meninas que têm diabetes, o novo comportamento sexual também tem provocado efeitos negativos no controle da doença. Hoje, vemos casos de moças cada vez mais jovens, com infecções vaginais resultantes de uma atividade sexual promíscua. São infecções por HPV, herpes genital e sífilis, que, nas mulheres, são bem menos aparentes que nos homens. É preciso muito cuidado nesse aspecto, já que o diabético possui a imunidade mais baixa. A experiência vem demonstrando que é freqüente a prática do sexo sem proteção entre os jovens, o que é perigoso sobretudo para aqueles que convivem com o diabetes.

Acompanho uma paciente que se tornou diabética quando criança. Sua infância foi árdua, pois precisava ser internada com muita freqüência. Na adolescência, ela também não teve muita sorte. Envolveu-se com más companhias e deu muito trabalho para sua mãe, que tentou isolá-la, levando-a para morar em outra cidade. Durante quase vinte anos, consegui poucos resultados com essa paciente. Nós tínhamos sempre contato, mas era muito difícil fazer com que entendesse a importância do tratamento.

Até que ela engravidou, o que foi um grande susto para a sua família, e para mim, porque uma gestação no diabetes merece cuidados redobrados. Então, algo inesperado aconteceu. Minha paciente ficou completamente controlada, como jamais estivera. E teve seu bebê muito bem. Surpreendentemente, ela fez do seu filho um motivo para cuidar de sua própria saúde e, com isso, a vida renasceu para ela.

Nesse caso, que acompanho até hoje, fiz tudo que estava ao meu alcance, mas não consegui resultados. Mas toda a angústia que senti durante vinte anos com ela, tentando fazer com que aceitasse a sua doença e se cuidasse, foi resolvida com muita simplicidade, pela própria natureza. Nenhum dos argumentos que utilizei foi tão eficaz quanto o seu instinto de mãe.

Essa paciente, que certamente foi uma das mais difíceis que tive, me mostrou que em certos casos não é preciso um batalhão de profissionais para cuidar de uma doença crônica. Muitas vezes, o simples apoio incondicional de um parente ou de um amigo dá ao paciente a força para suportar momentos difíceis. Quando há um apoio legítimo, a recuperação do paciente é muito melhor, seja pelas razões óbvias dos cuidados necessários, seja por questões emocionais, comportamentais e espirituais.

PARTE 3

AS QUESTÕES CRÍTICAS NO DIABETES

···12···
As neuropatias

Graças ao avanço da medicina, as pessoas diabéticas estão vivendo mais e melhor. Com informação, muitos cuidados e um bom controle, a doença não é mais um fator tão forte de abreviação da vida, como no passado. Por conta disso, as complicações do diabetes, que têm como um de seus fatores de surgimento o tempo de doença, tornaram-se mais freqüentes. E, entre essas complicações, as neuropatias são certamente as mais comuns.

Mesmo quem conhece muito pouco sobre diabetes certamente já ouviu falar de algum caso de amputação decorrente da doença. Esses casos extremos acontecem a partir das neuropatias, quando elas atingem as terminações nervosas dos pés. Mas as neuropatias diabéticas podem atingir também vários outros órgãos, inclusive o cérebro. Por isso, é preciso investir em sua prevenção.

Quando chegam ao consultório pela primeira vez após o diagnóstico do diabetes, os pacientes nem sempre têm queixas de formigamento nas pernas ou de dores superficiais nos membros, que são típicas das neuropatias. Entretanto, estatísticas demonstram que, quando se faz a eletroneuromiografia, um exame acurado do funcionamento neurológico, em cerca de 70% dos casos será identificada alguma alteração.

Algumas vezes, pequenas alterações funcionais nos nervos podem acontecer como resultado de um metabolismo desorganizado. Não é raro que pessoas que acabaram de ficar diabéticas tenham uma alteração na movimentação dos olhos, na contração e na abertura da pupila, no controle das pálpebras. Isso acon-

• 134 • *Diabetes: Tudo o que você precisa saber*

tece porque a glicose mais alta nos nervos se transformou em frutose, que altera o mecanismo de eletricidade nervosa. Mas trata-se de distúrbios neurológicos funcionais apenas, que em geral são normalizados quando a glicose retorna aos níveis normais.

É muito comum também que uma neuropatia diabética revele a doença. Em casos de paralisia facial periférica, por exemplo, com muita freqüência se descobre o diabetes tipo II. Isso acontece porque o processo de comprometimento dos nervos já estava adiantado, apesar de a doença ter permanecido silenciosa em seus outros aspectos. Já no diabetes tipo I, que tem uma demarcação muito clara do seu início, os comprometimentos neurológicos aparecem com maior freqüência depois de 15 anos de doença.

Todo o sistema nervoso pode ser atingido pelo diabetes: o central, composto do cérebro e da espinha dorsal; o periférico, responsável pelas funções sensitivas e motoras; e o sistema nervoso autônomo, que trabalha independentemente do nosso controle.* Por isso existem as neuropatias do sistema nervoso central, as neuropatias periféricas e as neuropatias autonômicas.

É claro que pacientes com taxas médias de glicose mais elevadas e os mais idosos serão mais suscetíveis às neuropatias diabéticas. E quando eles apresentam múltiplos comprometimentos, o problema sempre estará presente. Mas essa forma de complicação também costuma surgir com mais freqüência em pacientes mais altos, porque os nervos, por serem mais longos, ficam mais vulneráveis ao problema.

O PÉ DE RISCO

No diabetes, a mais comum entre as neuropatias é a periférica, também conhecida por polineuropatia, que compromete sobre-

---

* O sistema nervoso autônomo age a partir da liberação de dois neurotransmissores principais: a noradrenalina, secretada pelo sistema simpático, e a acetilcolina secretada pelo sistema nervoso parassimpático. Esses neurotransmissores estabelecem uma polaridade em todo o organismo: enquanto a noradrenalina é responsável pela dilatação da pupila, o relaxamento da vesícula biliar, dilatação dos pulmões etc., a acetilcolina vai atuar de forma contrária, promovendo a constrição da pupila, a contração da vesícula, a constrição dos pulmões etc.

tudo os membros e as suas extremidades. Por isso ouve-se falar tanto sobre os pés dos diabéticos. Nessa forma de neuropatia, braços e mãos também podem ser atingidos, mas com menor freqüência.

Nosso cérebro equivale a uma caixa de força que distribui energia elétrica para todo o corpo por meio de um intrincado sistema de fiação. De fato, essa imagem é bastante fiel à realidade, pois o comando neurológico que o cérebro exerce sobre todo o organismo ocorre através de um sistema elétrico de despolarização e repolarização, que acontece a partir de mudanças químicas nas células nervosas. Quando se tem diabetes, esses "fios" de comando podem entrar em curto, como se estivessem molhados, ou velhos e mal encapados.

Na polineuropatia, a rede de nervos — que sai do cérebro, segue pela coluna e vai pelos espaços intervertebrais até as pernas — tem o seu metabolismo corrompido. Os nervos das extremidades do corpo, que são os mais finos da rede, são atingidos em sua função e estrutura e começam a quebrar, a ter suas conexões rompidas.

Com o tratamento, as conexões dos nervos podem ser "religadas" e eles se recuperam, caso não estejam completamente mortos. Mas a velocidade dessa recuperação é muito lenta. Utilizando os ossos do corpo para comparação, enquanto estes levam cerca de dois meses para calcificar quando se quebram, os nervos que chegam aos pés podem levar dois anos para se recuperarem.

Atualmente, a polineuropatia, ou neuropatia periférica, pode ser facilmente diagnosticada a partir do eletroneuromiografia, exame que testa a condução elétrica da ponta do pé até a cabeça, verificando se o sistema de decodificação do cérebro está sendo feito de forma adequada. Algumas vezes, um problema que atinge a perna pode ser localizado na saída do nervo, na coluna. E, outras vezes, o exame deixa claro que o problema não é o diabetes, mas sim uma compressão do nervo em algum lugar do corpo.

Normalmente, a polineuropatia surge de forma simétrica e é basicamente sensorial. O primeiro sintoma pode ser um formigamento no pé, que se torna mais aparente quando a pessoa vai se deitar, já que durante o dia a sua atenção está voltada ao traba-

• 136 • *Diabetes: Tudo o que você precisa saber*

lho, aos afazeres diários. Na quietude da noite, pela falta dos inúmeros estímulos que ocorrem durante o dia, os sintomas surgem de forma mais perceptível.

Sensações desproporcionais aos estímulos são muito comuns nas polineuropatias. Alguns pacientes apresentam uma baixa de sensibilidade, chamada de hipostesia, que diminui a sensação de dor, mas há pessoas que desenvolvem uma anestesia total no pé. Em outros casos ocorre uma disestesia, que altera a percepção dos estímulos físicos. Um objeto espetado no pé será percebido não como uma alfinetada, mas como o contato de um palito grosso, por exemplo. Um sopro no pé pode causar a sensação de queimação. O contato da roupa pode ser percebido como um arranhão na perna ou nos pés.

Alguns pacientes apresentam uma diminuição das sensações, mas outros têm uma exacerbação. E ainda outros têm dor espontânea, que obviamente é o que mais incomoda. A dor é ainda maior quando o indivíduo está em repouso, à noite, e nem sempre os analgésicos conseguem uma boa resposta. Apesar de a dor sacrificar muito o paciente, sob o ponto de vista médico a anestesia é o quadro mais preocupante, porque o deixa desprotegido. Se ele ferir o pé com um cigarro aceso ou uma tachinha, não sentirá nada. Em alguns casos, uma bolha criada a partir de um sapato inadequado pode fazer com que o paciente distribua mal o peso do corpo ao andar, o que vai provocar uma calosidade no pé. Depois de um certo tempo, essa calosidade funciona como um corpo estranho que fura a carne e pode infeccionar.

Quando o paciente perde a sensibilidade do seu pé, ele terá um pé de risco. Em geral, são pessoas idosas com diabetes de longa duração, ou com diabetes malcuidado. Por essa razão, o diabético adulto tem de criar uma rotina de exame dos seus pés, massageá-los, lubrificá-los, porque é comum que escamem. Na verdade, há uma série de recomendações que o paciente deve seguir. A escolha dos calçados, por exemplo, é da maior importância e já existem no mercado calçados apropriados para quem tem diabetes. Deve-se evitar o uso de sandálias com tiras de borracha entre os dedos e dar preferência àquelas de solado mais grosso, com ajuste de velcro, que proporcionam segurança com menos pontos de pressão localizada e com uma boa distribuição de carga.

O diabético não pode, por exemplo, usar um calçado novo o dia inteiro. Terá de usá-lo no início por duas horas apenas, para evitar pressões no pé, que poderão causar bolhas. Ele não pode também fazer uma caminhada com uma meia que tem costura, porque uma simples irregularidade na meia pode provocar um trauma. E deve secar muito os pés, entre os dedos. Uma micose entre os dedos (pé-de-atleta) ou na unha pode facilitar a penetração de bactérias que levam a infecções mais graves, até porque a imunidade do diabético não é boa.

Muitas vezes, além da sensibilidade e da imunidade, há comprometimento da circulação e da oxigenação dos pés. Tudo isso favorece a que uma simples micose resulte numa gangrena. Há pacientes tão cuidadosos que usam um secador de cabelo para secar os pés, o que é bom, ainda que se deva ter cuidado com a questão da temperatura.

Quando há calosidades, o que aconselho aos meus pacientes é que coloquem os pés em uma bacia de água morna misturada com um anti-séptico, como o permanganato (numa coloração rosa bem clara) por meia hora. Depois disso, pode-se lixar as calosidades com um lixa d'água. Se isso for feito todos os dias, a melhora será significativa. Substâncias tóxicas nunca devem ser usadas para eliminar calos porque são lesivas. E quando for preciso retirar uma calosidade maior, deve-se fazê-lo com um especialista instrumentado, jamais com um leigo.

Outra recomendação essencial diz respeito ao corte das unhas, pois, caso encravem na pele, pode ter início um processo inflamatório muito grave e perigoso. As unhas, ao serem cortadas, devem ficar com as pontas de fora, sempre. E nunca se deve retirar as cutículas, o que facilita a entrada da bactérias. As famílias devem prestar muita atenção a esses detalhes e estabelecer critérios rigorosos sobre quem vai cuidar das unhas do paciente diabético, sobretudo quando ele é obeso ou idoso. Uma manicure apressada ou não-habilitada, apesar de toda boa intenção, pode acabar provocando uma tragédia.

Dentro desse cuidado mais específico com os pés do diabético, existe a questão da distribuição de carga, que já conta com métodos próprios de resolução. Há um exame chamado de plan-

• 138 • *Diabetes: Tudo o que você precisa saber*

tigrafia, em que o paciente, ao pisar numa placa especial, determinará como está a distribuição de sua carga corporal sobre os pés. Com moldes específicos e técnicas de contrabalanço, é possível fazer sapatos ou palmilhas especiais, para uma adaptação compensatória.

Esses cuidados podem parecer obsessivos, mas a verdade é que eles são muito importantes no pé de risco. São pés que muitas vezes se deformam, cujos dedos podem se deslocar um sobre o outro, ou se retraírem. Deformidades nas unhas também podem ocorrer, além de outras alterações como uma exuberância óssea, um bico-de-papagaio num dos dedos, que, encostando no outro, vai ulcerar. Nesses casos, medidas simples, como colocar um acolchoamento entre um dedo e outro, ou uma pequena cirurgia ou ainda o uso de um sapato apropriado que não pressione o dedo deformado, vão ser de extrema utilidade.

Hoje, estamos começando a contar aqui no Brasil com o que já existe há muito tempo nos países do Primeiro Mundo, que são os profissionais especializados em cuidar dos pés. Há, inclusive, uma faculdade de podologia nos Estados Unidos. Com certeza ainda levaremos algum tempo para chegar a esse ponto de especialização, mas é muito bom que essa área já esteja se organizando melhorar em nosso país. Atualmente, a situação ainda é um pouco confusa — ora é o ortopedista, ora é o cirurgião vascular, ora é a manicure que cuida dos pés de quem tem diabetes. E, com isso, algumas inadequações acontecem.

Nem sempre quem tem um pé de risco sente dores. Mas é interessante notar que, ao se iniciar o tratamento, com o metabolismo melhor, a dor pode aumentar, caso exista. Isso acontece porque, quando a passagem do nervo é recuperada, ele percebe melhor a sensibilidade dolorosa. Por isso, embora esteja melhorando, o paciente tem a impressão de piora. Quando o paciente perde a dor, apenas o especialista poderá dizer se é uma melhora ou uma piora, pois o nervo tanto pode estar recuperando a sua função como pode estar sendo "queimado", quando o paciente vai passar da hipoestesia para a anestesia.

De forma quase universal, a neuropatia periférica é sensitiva, mas em alguns casos pode surgir um comprometimento motor do paciente, seja porque ele está com desnutrição acentuada, não faz exercícios ou porque há algum comprometimento motor geral ou pontual. Exemplo deste último é quando ocorre uma isquemia ou um enfarte de um nervo que controla a posição do pé, fazendo com que "caia". É o que se chama de pé eqüino. O paciente arrasta o pé ao caminhar e não consegue erguê-lo. Todos os cuidados e orientações dispensados aos pacientes diabéticos adultos no que se refere aos pés são justificados. E, quando surge uma infecção, os cuidados deverão ser redobrados. Será necessário fazer uma limpeza adequada, usar antibióticos e repouso. Deve-se também verificar as condições circulatórias do paciente, pois é preciso fazer chegar sangue à região afetada. O doppler arterial é o exame mais indicado nesses casos e, se há comprometimento, o profissional terá de utilizar os recursos existentes para irrigar, de modo adequado, a infeção, evitando, assim, a piora do quadro.

Em muitos casos, infelizmente, a amputação é inevitável para salvar a vida do paciente. Ainda que haja alternativas cirúrgicas a esse procedimento, às vezes o estado geral do paciente não permite que elas sejam utilizadas. Em casos assim, profissionais habilitados e de bom coração certamente ajudarão a família nessa decisão dramática. O medo da amputação é algo que desespera muito o paciente, o que é plenamente compreensível, mas a verdade é que, ao ser feita, ele recupera com muita rapidez a sua condição clínica.

A idade é um fator importante e, quanto mais jovem, melhor a recuperação após a amputação. Mas este fator não é o primordial. É muito importante avaliar o estado geral do paciente, seu grau de consciência, condição cardíaca e a existência de doenças associadas. Embora a medicina permita ao diabético uma sobrevida muito maior, é preciso considerar a questão da qualidade de vida. Sobre este aspecto, a família tem de ser muito bem esclarecida para saber o que está acontecendo de fato com o paciente e o que é ou não conveniente ao seu caso específico.

Ao ser feita a amputação, é importante que o paciente comece a fisioterapia tão rápido quanto possível, para retomar sua vida. Experiências mostram que quem perde uma perna e fica na cama morre mais cedo do que quem tem uma cadeira de rodas. E quem usa muletas tem uma sobrevida ainda maior, menor apenas do que aqueles que conseguem uma perna mecânica.

• 140 • *Diabetes: Tudo o que você precisa saber*

É evidente que todo o processo de adaptação que o paciente vai requerer após uma amputação é delicado. Ele precisará de estimulação e, com muita freqüência, de apoio psicoterápico. Além, é claro, do apoio de sua família, que é insubstituível.

QUESTÕES DIGESTIVAS

A neuropatia autonômica, aquela que compromete os sistemas sobre os quais não temos controle, pode prejudicar muitas de nossas funções. Uma delas é a regulação térmica, feita por meio da transpiração, que elimina o calor do corpo. Por isso, alguns diabéticos têm transpiração assimétrica. Podem suar de um lado do corpo apenas, ou em sua metade inferior ou superior, ou quando se alimentam.

Essa forma de neuropatia também pode atingir o aparelho digestivo e alterar os tempos de estágio do bolo alimentar em seus diversos segmentos. Em situação normal, ao fazer a deglutição, enviamos o alimento da boca para o estômago. Mas as ondas que fazem essa propulsão, em quem tem uma disfunção autonômica, podem agir no sentido contrário, provocando dores torácicas, que às vezes são confundidas com um enfarte. Acontecem também a regurgitação e a aspiração pulmonar da comida; esta última gera pneumonias de repetição.

Na verdade, várias alterações digestivas podem ocorrer quando há comprometimento da função autonômica no paciente diabético. Na passagem do alimento do esôfago para o estômago, e do estômago para o intestino, existem anéis, melhor dizendo, esfíncteres, que abrem e fecham de acordo com o trânsito do sistema digestivo, para que haja tempo para o bolo alimentar receber os sucos necessários à quebra dos alimentos. Com a neuropatia autonômica, que atinge esses esfíncteres, pode acontecer a gastroparesia diabética, quando o alimento fica parado por muito tempo no estômago, o que provoca dilatação do órgão, mau hálito, regurgitação, sensação de peso e má digestão.

Em condições normais, o alimento, após duas horas, já passou pelo estômago. Na gastroparesia diabética, essa passagem pode levar oito, dez, 12 horas, o que significa uma piora acentuada na qualidade de vida do indivíduo. Além disso, haverá uma interferência sobre o equilíbrio do açúcar, cujo pico de entrada no sangue ocorre em torno de uma hora depois da alimentação. Se há uma paralisação no estômago, é claro que isso não vai acontecer. Isso vai instabilizar o controle do diabetes porque torna-se mais difícil calcular o tempo de entrada no sangue para se fazer o ajuste do comprimido ou da dose de insulina.

A gastroparesia diabética pode vir associada a uma outra alteração no trânsito digestivo, a enteropatia diabética. Habitualmente, quando o alimento passa pelo duodeno, recebe dois tipos de suco: o pancreático, que tem muita tripsina para quebrar as proteínas, e o biliar, que possui emulsificadores para digerir as gorduras. Se o diabético não conta com uma boa produção de sucos digestivos, há uma chance de ele não ter uma boa produção do suco pancreático. Com isso, não há como fazer a digestão adequada das proteínas, o que gera diarréia, com a presença de alimentos não-digeridos.

Já os cálculos biliares, que são relativamente freqüentes na população em geral, podem causar uma situação crítica em quem tem diabetes, por sua pior condição imunológica e pelo maior risco cardíaco. Nos casos em que a vesícula está contaminada com bactérias, ela torna-se uma causa crônica de descompensação da doença. Se o cálculo entupir a saída do suco pancreático, isso gera uma pancreatite, que pode acabar de vez com a função pancreática.

Em geral, indica-se a cirurgia nesses casos, já que as conseqüências de uma pancreatite ou inflamação são muito graves. Entretanto, a cirurgia na população diabética envolve mais complicações e por isso será necessário um controle primoroso do diabetes e das demais condições que envolvem a avaliação do risco cardíaco, sobretudo quando o paciente é idoso. O fato é que, para o diabético, uma vesícula comprometida é um fator adicional de perigo.

Voltando às alterações intestinais, elas em geral acontecem em duas fases quando há comprometimento neurológico autonômico do sistema digestivo no diabético. Na primeira, predomina a constipação (prisão de ventre), quando o intestino não tem força mecânica para exercer o ritmo adequado. Na segunda fase, acontece a diarréia, que pode ter muitas outras origens, além da

142 • Diabetes: Tudo o que você precisa saber

falta dos sucos digestivos. Uma delas é a proliferação exagerada de bactérias nocivas, que liberam toxinas.

Alguns diabéticos podem ter tanto prisão de ventre como alternância entre prisão de ventre e diarréia, que, nos casos graves, leva à desnutrição extrema. Até pouco tempo, isso era muito comum nos bolsões de pobreza, em diabéticos de longa duração, malcuidados, malnutridos. Hoje, felizmente, esse quadro é menos comum. Quando se usa a insulina, que é anabolizante, o paciente ganha massa muscular e também melhora as condições da musculatura lisa que envolve o tubo digestivo. E controlando muito bem o indivíduo, dando-lhe dietas especiais e enzimas digestivas, é possível minimizar essa série de problemas digestivos e mesmo revertê-los.

A neuropatia autonômica também pode atingir o coração.* Sem a ação dos nervos para acelerá-lo ou desacelerá-lo, o órgão passa a bater numa freqüência quase fixa. Com isso, o paciente perde a capacidade de resposta cardíaca, o que é muito perigoso. Se precisar correr, o que demanda mais sangue para a massa muscular em esforço, e não conseguir aumentar o esforço cardíaco, pode ter um desmaio, porque vai faltar sangue no cérebro.

Apenas essa situação já é bastante preocupante, mas pode haver ainda associações com outros distúrbios no coração do diabético, como a elevação da pressão arterial. Tudo isso vai prejudicar muito a vida, sobretudo quando se trata de pessoas idosas, que são as que mais sofrem com os reflexos dessa associação. A mais comum delas é a queda, que pode ser evitada com alguns cuidados e quando se conhecem as suas razões.

Quando o indivíduo está deitado ou sentado e se levanta, a gravidade faz com que o sangue desça para as pernas. Então, o corpo comprime as artérias, para reter o sangue. Mas, se não há o devido equilíbrio entre os sistemas simpático e parassimpático, para acelerar o coração e controlar o tônus vascular, fazendo o relaxamento e o estreitamento das artérias, o sangue desce e não chega ao cérebro, causando tonteira, sensação de desmaio, escurecimento da visão.

---

* Ver mais sobre o coração no Capítulo 14.

As neuropatias • 143 •

Por essa razão, recomenda-se às pessoas que sofrem com o problema que nunca se levantem bruscamente. É preciso primeiro sentar por alguns minutos e esperar pela acomodação da circulação. Só então se deve levantar e caminhar, devagar e com apoio. O uso de meias elásticas de média compressão e remédios apropriados ajuda a diminuir o problema. Também é muito importante que, ao surgirem episódios desse tipo, a pessoa possa aferir a pressão e a glicose, para discriminar entre uma e outra o que de fato provocou o distúrbio. Esses dados são muito valiosos para o médico, e seria muito bom se todos os pacientes pudessem proceder dessa forma.

Há inúmeros métodos de avaliar o comprometimento do coração por neuropatia autônomica, dentro eles o Holter, que avalia a variabilidade da freqüência cardíaca, assim como o TILT (teste da mesa inclinada), entre outros, que ajudam muito na elucidação do diagnóstico.

A SAÚDE DO CÉREBRO

Em última análise, é o cérebro e a medula espinhal — o sistema nervoso central — que comandam todo o organismo, decodificando os estímulos que chegam tanto do sistema nervoso autônomo como do periférico. Por isso são de extrema importância no diabetes as lesões neurológicas do cérebro, chamadas de encefalopatias, que podem decorrer do comprometimento tanto das artérias de médio calibre como dos capilares.

Como sabemos, o funcionamento do cérebro depende de um fornecimento contínuo de oxigênio e de nutrientes, sobretudo a glicose. Não há no nosso órgão maior de comando um sistema de estocagem de energia, como acontece com o fígado e os músculos. Assim, tudo o que interrompe o suprimento de nutrientes para o cérebro obviamente lhe será prejudicial.

Os acidentes cerebrovasculares podem acontecer em função de dois grupos principais de fatores. O primeiro são os eventos hemorrágicos, que podem acontecer por uma ruptura nos vasos, por traumatismo cranioencefálico, provocado por queda ou acidente, e picos de pressão. O segundo são os acidentes isquêmicos, que são os mais comuns e importantes no diabetes. De-

• 144 • *Diabetes: Tudo o que você precisa saber*

pendendo da região onde ocorrem e de sua extensão, eles podem provocar diferentes níveis de prejuízo às funções cerebrais.

Acidentes isquêmicos acontecem por degeneração dos neurônios, em função do comprometimento dos capilares (as microangiopatias), por enfartes lacunares, em que há morte de pequenas extensões do tecido cerebral, e por causa de derrames, acidentes vasculares em que um pedaço do cérebro é perdido. Esses derrames, ou acidentes vasculares cerebrais isquêmicos, podem ser transitórios ou definitivos, o conhecido AVC.

Nos acidentes isquêmicos transitórios, a área de sofrimento é pequena e a lesão não será definitiva. O paciente fala enrolado, fica desorientado, tem fraqueza muscular nos braços ou nas pernas, mas recupera-se em pouco tempo. O problema é que, quando ocorre um acidente isquêmico transitório, passa-se a ter uma alta probabilidade de ter um acidente isquêmico definitivo, quando uma área maior do cérebro é comprometida.

Dependendo da parte do cérebro atingida, uma ou mais funções serão comprometidas. O mais comum é que haja uma perda unilateral da função motora do corpo. Mas há casos em que há perda da fala, do equilíbrio e até da consciência, nos mais diversos níveis, chegando em alguns casos ao coma profundo. Há pessoas que vão perdendo a habilidade de raciocínio abstrato, de fluência verbal, de raciocínio numérico ou de percepção espacial.

Todas essas questões, que basicamente provocam lesões na microcirculação do cérebro, configuram as encefalopatias primárias. Mas existem ainda as encefalopatias secundárias, quando há distúrbios metabólicos envolvidos. Na maioria das vezes, a alteração do metabolismo, como uma hipo ou uma hiperglicemia, não é capaz de provocar uma lesão neurológica grave no cérebro, mas, em pessoas idosas, uma injúria metabólica pode causar um problema cerebral definitivo porque se soma à degeneração própria da idade. O mesmo ocorre nos casos em que o indivíduo não é idoso, mas já está comprometido por causa do mau controle do diabetes ou porque passou muitos anos com a doença não-diagnosticada.

Nunca é demais lembrar que existem outros fatores de risco, além do diabetes, que levam o indivíduo a ter uma lesão neurológica no sistema nervoso central e que devem ser considerados, fatores de risco para as doenças circulatórias. Mesmo que consi-

As neuropatias • 145 •

ga manter sua glicose em níveis normais, se o indivíduo fumar, for hipertenso, obeso, estressado, deprimido, sedentário, tiver colesterol alto, comer errado, terá mais propensão aos problemas cardíacos e encefálicos.

Nas encefalopatias mais graves surgem as demências, quando o paciente torna-se incapaz de lidar com finanças, reconhecer familiares, perceber situações de risco. Ele perde a noção de realidade e assume um comportamento anti-social, ora agressivo, ora passivo. O indivíduo pode ainda ficar em estado de inadequação e tomar atitudes absolutamente impróprias no ambiente social. Esses quadros demenciais podem ser decorrentes do diabetes, mas também estar relacionados com doenças próprias do sistema nervoso central, independentemente do diabetes. Há, na verdade, uma grande discussão médica a respeito desses quadros de degeneração do sistema nervoso central, dos quais a doença de Alzheimer é a mais extrema.

Momentaneamente uma queda ou um aumento acentuado de glicose podem gerar um quadro mental com características demenciais, mas sem comprometimento estrutural do sistema nervoso central. O mesmo pode acontecer quando o paciente diabético está fazendo uso de remédios de ação central ou é usuário de drogas. Caberá então ao profissional estabelecer se está diante de um quadro metabólico, medicamentoso ou de má circulação cerebral. Com os recursos existentes hoje, com muita facilidade se consegue estabelecer a origem do problema. Algumas vezes, ele está na falta de capacidade do coração em bombear sangue para o cérebro adequadamente.

Tonteira, desequilíbrio, má coordenação e dificuldade de caminhar também podem surgir por causa da falta de irrigação da parte posterior do cérebro, o cerebelo, responsável pelo equilíbrio. Normalmente, a obstrução acontece na circulação da artéria vertebral, que leva sangue para a fossa posterior do cérebro. O doppler do pescoço pode, com facilidade, documentar esse problema. Quando as obstruções são leves, até 30%, não há um grande risco configurado. Mas, quando são graves, de 80 a 100%, elas vão requerer uma medicação pesada ou, em alguns casos, uma cirurgia para retirar ou dissolver a gordura ou abrir os pontos de obstrução.

• 146 • *Diabetes: Tudo o que você precisa saber*

É recomendável ainda que o paciente, além do doppler, consulte um otorrinolaringologista, para fazer um exame otoneurológico. Neste exame, o profissional vai pesquisar se o desequilíbrio se deve a uma labirintite, que é comum nos diabéticos, ou se de fato trata-se de uma questão circulatória, que está impedindo a chegada adequada de sangue ao cerebelo.

É claro que as encefalopatias são raras em pacientes jovens e bem controlados. O quadro é mais comum em pacientes idosos, que têm fatores associados de entupimento das artérias. De todo modo, é importante ressaltar que o surgimento de qualquer forma de neuropatia pode ter outras causas, seja no diabetes tipo II ou no tipo I, e por isso uma associação imediata com a doença muitas vezes é prejudicial.

Em mulheres diabéticas jovens, por exemplo, que com muita freqüência têm doença auto-imune associada, o lúpus ou a artrite reumatóide podem causar uma neuropatia por anticorpos contra os fosfolipídios dos nervos. A síndrome de Sjögren, que seca os olhos, a saliva e a secreção vaginal, é outra doença autoimune que pode produzir sintomas que vão confundir. E nada impede que um paciente diabético tenha um tumor, uma compressão nervosa na coluna, uma desnutrição ou uma simples falta de vitamina B_{12}, que ataca os nervos, do mesmo modo que o alcoolismo.

Como a experiência vem demonstrando, não há mais sentido em ligar várias manifestações clínicas a uma só causa. Se as pessoas têm vivido mais, elas podem adquirir patologias independentes de uma outra que caracteriza mais a sua saúde.

Quando entra no mar, a primeira preocupação de um salva-vidas não é salvar o afogado, mas não deixar que ele o afogue. Diante de situações críticas, como uma doença, as pessoas também deveriam agir dessa maneira, preservando a si mesmas, pois esse é o modo mais inteligente de viver.

No que diz respeito ao diabetes, é claro que há fatores sociais e estruturais envolvidos. Não é fácil ter uma doença crônica em nosso país. Por isso cabe, ao médico fornecer todo o suporte ao seu paciente. E suporte, nesse caso, equivale a encontrar uma pessoa que está carregando uma mala pesada e segurar em seu braço. A mala fica mais leve, mas é a pessoa que tem de carregá-la.

O médico tem uma possibilidade ímpar de penetrar no universo do paciente porque as doenças são sempre uma janela para a alma do ser humano. Por essa razão, técnica e sensibilidade devem andar juntas. Mas certamente existe uma parcela de responsabilidade que cabe apenas ao paciente. E essa parcela, que inclui o autocuidado, é essencial ao sucesso do tratamento.

Não há nada mais gratificante para o médico do que constatar que seu paciente está empenhado de verdade em melhorar, em viver bem, apesar das reestruturações de vida que se fazem necessárias Porque, por mais que o médico torça por seu paciente, ele não tem como fazer exercícios físicos por ele, acompanhá-lo às refeições ou resolver seus conflitos.

Os diabéticos têm uma participação muito ativa em sua melhora e devem assumi-la. Quando fazem isso, eles facilitam o movimento ascendente, tornam-se mais abertos às experiências e passam a procurar o que há de melhor. Eles se transformam em pessoas melhores porque superaram dificuldades e aprenderam com elas a utilizar sua fatia de poder na vida.

···13···
A *visão*

De todos os fantasmas que cercam o diabetes, a cegueira é certamente o maior. Das complicações da doença, é sem dúvida a mais temida. Quem recebe o diagnóstico de diabetes tende a se apavorar quando percebe alguma alteração em sua visão, achando que vai perdê-la definitivamente. Entretanto, não há motivo para desespero, na maioria dos casos.

Quando se diagnostica a doença e a glicose ainda está alta ou em fase de desequilíbrio, as células nervosas que estão na retina, e que são alimentadas pela glicose, vão estar trabalhando mal, como vimos no Capítulo 12. Quando isso acontece, a visão é distorcida. Em cerca de três meses, quando a glicose se estabiliza a partir do tratamento, tudo volta ao normal. Por isso é muito comum que os oftalmologistas recomendem aos diabéticos nessa situação que aguardem a estabilização dos níveis da glicose para fazer novos óculos.

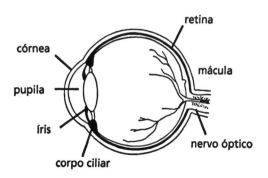

• 150 • *Diabetes: Tudo o que você precisa saber*

O diabetes pode provocar distúrbios na visão, mas, como em tudo na doença, o desenvolvimento e o agravamento deles dependerão do controle. Por isso é essencial entender como a visão pode ser afetada pelo aumento da glicose.

O olho humano é uma esfera em cuja parte exterior está a íris; em seu centro está a pupila, por onde a luz é filtrada. No interior do olho existe um espaço de água e depois a retina, uma tela feita por mais de cem milhões de fotocélulas que forra o líquido do globo ocular. A retina registra a imagem que é projetada sobre ela e a converte para um padrão de impulsos elétricos que, através do nervo óptico, vão para o cérebro, onde serão decodificados.

O reflexo automático da pupila, que fecha na claridade e se abre na sombra, não é tão bom nas pessoas que têm diabetes. Por isso a claridade pode incomodá-las mais. Diabéticos sempre têm mais dificuldade para se adaptar ao escuro do cinema. Também é comum que eles desenvolvam daltonismo, especialmente relacionado com a cor azul.

A secura nos olhos é outro sintoma, e quem tem diabetes pode se queixar da sensação de areia neles, o que não é grave, pois acontece na frente do olho e não atrás, onde está a parte mais nobre da visão. Há colírios lubrificantes que minimizam o problema. Rompimentos visíveis nos vasos periféricos dos olhos também não representam perigo.

Existe uma catarata própria do diabetes, que, como nas outras formas de catarata, resulta da esclerose e da conseqüente opacificação da pupila. O fato é que as pessoas que têm diabetes podem ter catarata mais precocemente na vida. Como uma doença crônica e degenerativa, o diabetes, se malcuidado, antecipa o envelhecimento, como vimos. Então, em vez de ter catarata ou glaucoma aos setenta anos, essas doenças podem surgir aos quarenta. Muitas vezes, é a catarata precoce que leva ao diagnóstico da doença.

Além da pupila, a retina pode ser atingida pelo diabetes, o que é bem mais grave. Quando a microcirculação da retina é comprometida e os vasos capilares deixam de irrigá-la, são formadas manchas algodonosas, que são sinais de sofrimento por falta de irrigação sangüínea. Nesse processo isquêmico, alguns vasos ficam amputados, microaneurismas são formados e, quando se rompem, provocam na retina pequenas hemorragias.

A visão • 151 •

Há ainda o edema na retina, provocado por agressões resultantes de um metabolismo errado no olho, que acaba prejudicando a sua capacidade funcional. Esses edemas podem fazer com que a pessoa perca a visão periférica, mas, quando atingem a parte central da visão, que converge para o nervo óptico, ou o próprio nervo óptico, podem cegar.

No diabetes, as lesões no olho podem ser divididas em três tipos: as incipientes, as moderadas e as graves. Nas lesões incipientes existem alguns vasos com a permeabilidade aumentada. Às vezes, um pouco da linfa do sangue escapa para fora. Microaneurismas podem aparecer aqui e ali, mas desaparecem a seguir. Não há prejuízo estrutural do olho e em muitos casos não há sequer um prejuízo funcional, o que faz com que o indivíduo continue enxergando normalmente.

Na lesão moderada, os microaneurismas se rompem e provocam pequenas hemorragias à retina. É como se jogássemos um tomate numa tela de cinema. Dá para ver o filme, mas pequenas partes da tela estarão manchadas. A visão não está comprometida de modo acentuado, a não ser que as hemorragias ocorram na mácula ou no nervo óptico.

Na grave, uma rede de vasos migra para dentro da cavidade ocular, onde o raio luminoso passa para chegar na retina. A parte líquida do olho é tomada por novelos de "algas flutuantes", que rompem com facilidade porque estão em meio líquido e não há tecido para contê-los. Se há uma pressão maior, os vasos se rompem e as hemorragias impedem que os estímulos luminosos alcancem a retina. É a retinopatia pré-proliferativa ou proliferativa, altamente associada à perda da visão. Pode acontecer nesses casos a retração da retina ou o seu descolamento, porque ela está muito frágil. Há alternativas em alguns casos, em outros não.

Muitas pessoas que têm diabetes não apresentam alteração alguma na visão, embora tenham várias lesões na retina. E se ainda enxergam bem, é porque essas lesões ainda não atingiram pontos críticos. Por isso o exame oftalmológico é fundamental, assim como o imediato tratamento das lesões. Não se deve esperar uma piora da visão para conter as lesões, como freqüentemente acontece.

As pessoas têm uma grande resistência à cauterização das lesões com o *laser*, que, entretanto, é a melhor maneira de evitar a progressão das lesões do olho. E a técnica deve ser utilizada

152 • Diabetes: Tudo o que você precisa saber

logo, ainda nas lesões incipientes. Infelizmente, há vários mitos envolvendo essa prática que amedrontam o paciente. Assim, quando decidem pelo tratamento, as lesões já se complicaram demais. O *laser* é preventivo, pois não cura a lesão, apenas isolando a área suscetível de agravamento. Contudo, é claro que a técnica deve ser feita por mãos experientes.

A cortisona intra-ocular e a vitrectomia (cirurgia para varredura dos vasos) seguida de cauterização são métodos que também podem dar bons resultados nas lesões mais graves do olho, mas o melhor será sempre a prevenção quando as primeiras lesões surgirem. Por isso não se deve esperar pela perda da acuidade visual e, pelo menos uma vez por ano, é preciso consultar um oftalmologista, quando se tem diabetes.

ALÉM DOS OLHOS

O exame de fundo de olho é o mais utilizado para verificar o grau de lesão dos olhos. Trata-se de um exame da maior importância, feito por meio da dilatação da pupila, com colírio, que permite ao especialista observar diretamente a rede capilar do paciente.

O exame extrapola a sua função porque é o único que permite traçar um paralelo com o estado dos outros órgãos, sobretudo o rim. A microcirculação do olho tem semelhança com a do rim. Por isso, sempre que alguém tem lesão na retina deve fazer exames para comprovar o comprometimento renal.

Minha experiência com o maior grupo de estudos de olho diabético, o Steno, um centro de referência em diabetes na Dinamarca, me convenceu de que o fundo de olho é um exame muito eficiente. Todos os avançados trabalhos desenvolvidos nesse centro de pesquisa utilizavam essencialmente esse exame, que selecionava os pacientes que precisavam de tratamento daqueles que não apresentavam lesões, e, portanto, podiam voltar para o exame oftalmológico no prazo de um ano. Em nosso país, por conta das graves distorções do sistema privado de saúde, foram criados inúmeros exames e aparelhos que, ao meu ver, não superam a utilidade do simples exame de fundo de olho.

Quem está com o fundo de olho normal tem uma chance muito menor de agravamento, o que não é verdade para aqueles que já apresentam alguma alteração. O tempo, o grau de controle e a abordagem do tratamento seriam os fatores que determinariam a progressão ou não do quadro. Se houver outros problemas associados que atacam o olho, como a hipertensão, a situação se agrava.

Muitas mulheres com diabetes têm medo de engravidar porque está difundida a idéia de que isso vai provocar nelas a cegueira. A verdade é que a gravidez agrava a lesão ocular quando ela existe. E se é uma lesão avançada, as chance de a mulher ficar cega são de fato grandes. Entretanto, se é uma lesão pequena, ela pode se agravar um pouco, mas certamente haverá reversão com o nascimento do bebê. A indicação nesse caso é o *laser*, para coagular os pontos frágeis que poderão sangrar. Em algumas situações, em gestantes com alta probabilidade de piora da visão, opta-se pela cauterização com *laser* da parte periférica da visão, preservando a central. Isso evitará o descolamento da retina.

A questão do olho no diabetes, portanto, implica conhecer o grau de lesão e cuidar dela. É comum ainda nos diabéticos, muitas vezes no início da doença, uma paralisia dos músculos, que faz cair a pálpebra ou prejudica a movimentação dos olhos. Com isso, veêm-se duas imagens. São situações que vão necessitar de fisioterapia ou cirurgia, em alguns casos. É claro que eventos desse tipo abalam muito o paciente, mas são bem diferentes daqueles em que há um comprometimento real da retina.

Em pessoas com diabetes que têm lesão avançada de retina, 99% são mal controlados. Mas em alguns casos há uma piora das condições da visão por causa de associações com outras doenças. Há no diabetes, sobretudo no infanto-juvenil, uma associação com doenças tireoidianas em 20% dos casos. E uma delas, o hipertireoidismo, pode provocar a lesão da córnea. Tanto o diabetes descontrolado precipita e agrava o hipertireoidismo como o hipertireoidismo agrava o controle do diabetes. E os dois atacam o olho de formas distintas. Essa é uma questão que deve ser desmembrada pelo especialista.

* *
*   *Uma das pessoas mais felizes que conheço é um de meus pacientes. Ele nasceu pobre, mas se formou em Direito, além de ser um excelente massagista. Casou-se, teve filhos, separou-se e casou novamente. É o único dos irmãos que tem um curso*

154 • *Diabetes: Tudo o que você precisa saber*

superior e por isso seu pai diz que entre os seus filhos ele é o único que enxerga. E esse paciente é cego.

Não quero dizer com isso que ser cego é bom. Cada um tem as suas dores e as conhece muito bem. Mas esse paciente, que aliás ficou cego na infância, não em função do diabetes, nunca deixou que a sua desvantagem fosse empecilho em sua vida. Como ele, várias pessoas que ficaram cegas, mas que não se deixaram tomar pela depressão, estão vivendo e se adaptando, porque descobriram que a vida não acabou.

Quem tem diabetes tem de romper a barreira do isolamento, seja idoso, cego ou amputado. Tenho pacientes paraplégicos que nadam e avós que cuidam dos netos e são úteis à família. E não faltam exemplos de pessoas com deficiências que estão à frente de belíssimos projetos sociais, gente com problemas graves de saúde que fazem a diferença e mudam o mundo para melhor.

Quem tem deficiência visual vai precisar de apoio, e a família tem de estar ao seu lado, mas cabe a ele usar todo o seu sistema de inteligência emocional. Cegos são humanistas, bons amantes, desenvolvem melhor outras áreas perceptivas. A vida é a mesma? É claro que não, mas é vida ainda e não precisa necessariamente ser ruim.

...14...
A disfunção erétil

Todo homem um dia falha. Mas esse fato não é aceito com tanta facilidade pelo diabético. Por conta de tudo que já ouviu falar sobre a doença, é muito comum que ele faça uma associação direta entre uma eventual falha no seu desempenho sexual com a impotência. E acha que foi pego por ela. A partir disso, cria em si mesmo uma perturbação psicológica que com certeza vai perpetuar novas falhas em sua vida sexual.

O ponto-chave no diagnóstico da disfunção erétil no homem é a ereção durante o sono e a ereção matinal. Se ambas acontecem, é prova de que não há disfunção alguma e, se algo de errado aconteceu, deveu-se a outro fator. Dificilmente os homens maduros que têm diabetes, assim como os que não têm, lembram que a ereção pode não acontecer porque seu relacionamento afetivo não está bom, ou porque a parceira com quem estava não era a ideal ou por causa de uma série de outras questões desfavoráveis em sua vida.

Por motivos culturais, é muito comum que o paciente diabético esconda a disfunção sexual dos médicos. Queixas espontâneas costumam ser raras. Mas, quando o médico tem o hábito de perguntar sobre disfunções sexuais no diabetes, obtém sempre um bom número de reclamações. O paciente também mente com freqüência e, nesse aspecto, o relato da esposa ou companheira é importante. Muitas vezes é ela quem levanta a questão ou sinaliza com o olhar ou com gestos que o marido não está relatando a verdade.

Apesar dos tabus, é importante que a *performance* sexual do paciente seja levada em conta no diabetes. Evidentemente, no

• 156 • *Diabetes: Tudo o que você precisa saber*

momento apropriado. É claro que um paciente descompensado, que chega ao consultório com diversos comprometimentos, vai exigir uma atenção prioritária em outras questões que não sejam as sexuais. Mas essas deverão ser abordadas tão logo seja possível.

Existem hoje diversos exames modernos para confirmar se há de fato um distúrbio orgânico envolvido na disfunção erétil, como testes de ereção, de fuga venosa, cavernografias e outros. Mas a simples dosagem dos hormônios masculinos, que conferem ao homem a sua libido, e a própria história do paciente já oferecem dados muito confiáveis ao médico experiente.

Se o paciente tiver as respostas efetoras, verificadas na ereção noturna e na matinal, se as dosagens hormonais não mostrarem alteração e se não houver comprometimentos de outros órgãos, como coração, rins, fígado e pulmão, que enfraquecem o organismo, é muito provável que a disfunção erétil seja conseqüência de um distúrbio psicogênico, que normalmente tem origem no estresse. Na verdade, a principal causa da impotência no homem de meia-idade, diabético ou não, é o estresse.

Há, então, um vasto campo de pesquisa a ser feita. A relação com a companheira é rica e estimulante? Se há uma relação extraconjugal, como o paciente funciona sexualmente nela? A ereção que não acontece no dia-a-dia surge durante as férias, longe de casa e do trabalho? A análise de todas essas questões muitas vezes vai demonstrar a homens diabéticos preocupados com sua virilidade que, embora pensem que estão com disfunção erétil, eles na verdade não têm esse problema.

Se o paciente apresenta desânimo e desinteresse em outros aspectos de sua vida também, isso confirma a evidência de que a pouca ou nenhuma vontade de fazer sexo se inclui numa questão muito mais ampla. E aí será necessária uma reformulação da vida do paciente, a melhora de sua alimentação, a prática de uma atividade física, de uma atividade relaxante e a eliminação dos fatores estressantes de sua vida.

A disfunção erétil também pode ser provocada por drogas. Os antidepressivos, sedativos, remédios para hipertensão arterial e para o coração e a própria utilização de múltiplas drogas interferem no desempenho sexual masculino, pois, em geral, elas aumentam a vasodilatação. Medicamentos podem provocar também o aumento da produção de prolactina, um hormônio que inibe a sexualidade. Nesses casos, o médico certamente saberá revelar ao paciente a origem da piora do seu desempenho sexual, mostrando as soluções possíveis.

Nos casos de disfunção erétil verdadeira, o quadro é bem diferente. São homens que têm desejo, fantasias sexuais, mas não têm ereção. Normalmente eles procuram praticar sexo, embora sem penetração. Os homens com diabetes que apresentam disfunção erétil em geral têm histórias de longa duração da doença, com outras complicações e neuropatias dos órgãos autonômicos, o que faz com que não controlem muito bem a urina, as fezes ou a digestão. Na verdade, a impotência nunca vem sozinha e há todo um quadro bem amplo de descompensação que a acompanha. Entre os pacientes adultos com diabetes mal controlado, cerca de 40% apresentam o problema.

Para cada caso, uma solução

A ereção acontece quando o sangue que entra nos corpos cavernosos do pênis tem uma certa obstrução de sua saída. Nos diabéticos, conseqüências comuns da doença, como a neuropatia e o comprometimento das artérias, podem causar a disfunção erétil.

Se houver algum comprometimento arterial na região, o sangue não entrará corretamente e sua saída poderá ser mais rápida do que a entrada, o que vai prejudicar a intumescência peniana. Poderá acontecer ainda uma desregulação dos esfíncteres, que controlam a entrada e a saída do sangue, ou uma neuropatia sensitiva, em que há diminuição da sensibilidade no pênis. Outro sintoma é a ejaculação retrógrada, para dentro da bexiga. A presença de esperma na urina aponta esse mau controle autônomo da função dos esfíncteres.

É possível acontecer nos diabéticos uma disfunção erétil transitória, que ocorre quando o paciente está muito descompensado e que desaparece quando ele se recupera metabolicamente. Em geral, são necessários pelo menos três meses para essa recuperação, que ocorre por meio de dieta, de atividade física e do fim do estresse. Quando o paciente começa a melhorar o seu desempenho geral, a função sexual também é recuperada.

O homem que tenha acabado de saber que está diabético pode ter, de fato, alguma disfunção porque não está metabolica-

• 158 • *Diabetes: Tudo o que você precisa saber*

mente funcionando bem. Mas ele, com certeza, não tem uma lesão estrutural da função do pênis, que é o que vai causar a impotência, que leva de cinco a vinte anos para se estabelecer. Com o controle do diabetes, a melhora da imunidade, da circulação e do preparo físico e a indicação correta de medicamentos, o quadro pode ser revertido.

Os vasodilatadores orais, como o Viagra entre outros, têm se mostrado muito úteis nos casos de disfunção erétil e podem ser usados pelos diabéticos, com ressalvas que também valem para os que não têm diabetes. É preciso que não haja comprometimento coronariano para o uso da droga, pois, quando ele existe, há o risco de uma precipitação da queda de pressão e má circulação cerebral ou cardíaca, que pode trazer conseqüências graves, até fatais. É muito importante que esse tipo de medicamento seja utilizado com exclusiva orientação médica.

Recomenda-se que o paciente, antes de experimentar o uso da droga com uma parceira, faça testes sozinho, com doses pequenas e progressivas, e estímulos, como filmes ou revistas. Essa estratégia funciona muito bem porque assim ele não terá nenhuma forma de vigilância, o que permitirá um ajuste melhor da droga ao seu caso antes de partir para uma relação sexual completa.

Uma questão preocupante no caso dos vasodilatadores orais é o abuso na sua utilização, que pode provocar o priapismo, quando a ereção não se desfaz. Nesse caso, pode ser necessária uma medicação para liberar a ereção, ou uma pequena intervenção cirúrgica, para que o sangue não fique coagulado dentro do pênis, provocando ali uma lesão definitiva.

A alternativa às drogas orais são os vasodilatadores locais, que devem ser injetados no pênis antes da relação sexual. Com eles, os riscos são bem menores, pois a droga é utilizada localmente, não circula por todo o organismo. Mas há o desconforto do método e por isso muitos homens resistem a ele.

A colocação da prótese peniana é considerada a última alternativa para a disfunção erétil, quando o paciente não responde bem aos medicamentos ou a outras estratégias, como os aparelhos de sucção que insuflam o pênis. A prótese deve ser encarada como um recurso definitivo porque sua implantação destrói os corpos cavernosos do pênis. Assim, se antes da prótese o

A disfunção erétil • 159 •

paciente tinha uma ereção que ainda poderia ser sustentada com o uso de medicação oral ou injetável, se optar por retirar a prótese ele irá se deparar com uma situação absolutamente pior. Não haverá ereção alguma. Há próteses flexíveis e semiflexíveis e a escolha dependerá de cada caso. Mas o paciente deverá estar muito bem preparado para que não haja frustração após a sua colocação.

É preciso lembrar ainda que a colocação de próteses penianas é uma cirurgia que envolve riscos, como qualquer outra. Um deles é o "furnier", uma infecção do pênis ou da bolsa escrotal que provoca necrose e pode colocar a vida em risco. O "furnier" pode acontecer por causa de obesidade, má higiene ou glicose alta, mas também pelo procedimento cirúrgico para a colocação da prótese. Outra complicação possível é o peroni, uma fibrose em que o pênis fica completamente torto. Assim, além da dificuldade de ereção, há dor.

O urologista será sempre o profissional certo para direcionar os casos de disfunção erétil e encontrar com o paciente a melhor solução, já que até mesmo a indicação de um hormônio poderá ser contra-indicada se o diabético apresentar alguma alteração significativa na próstata. E apenas os urologistas fazem o exame da próstata.

É muito importante perceber que, mesmo com uma prótese, o fator estresse terá uma importância muito grande no resultado final. Alguns pacientes que têm prótese peniana não conseguem melhorar sua vida sexual simplesmente porque estão estressados, enquanto outros, que não têm prótese, podem ter uma atividade sexual bastante satisfatória, apesar de não terem a penetração.

A maior abertura sexual certamente tem ajudado muito nesse sentido, conduzindo a sexualidade de uma maneira a satisfazer a mulher e diminuir a cobrança sobre o homem. Sexo implica admiração, excitação, fantasia e o componente psíquico é fundamental. Existe sexo sem coito e ele pode ser de qualidade bastante satisfatória para alguns casais.

É claro que, mesmo considerando o estresse, a boa investigação da disfunção erétil é fundamental, seja para pacientes com diabetes ou não. Quando a investigação é negligenciada, corre-se o grave risco de deixar de diagnosticar casos em que o paciente tem realmente um outro problema. E o fato de ele ser diabé-

• 160 • *Diabetes: Tudo o que você precisa saber*

tico não exclui a possibilidade de uma outra doença que interfira na sexualidade.

Quem tem diabetes terá de "remendar" o ponto de fragilidade de sua genética, o que significa tomar medidas protetoras: o rigor na alimentação e na atividade física e a blindagem contra o estresse. Para os homens, ainda os principais provedores do lar, esta última tarefa pode parecer impossível diante das pressões financeiras ou das urgências do trabalho. Mas não há outra saída senão parar de maquiar as questões que merecem uma revisão séria na vida.

O paciente deve fazer um investimento sério em saúde e felicidade, e isso é possível. Este é, na verdade, o mais sólido e consistente de todos os investimentos, aquele que nenhum "Plano Collor" poderá confiscar.

Todos nós temos de criar a nossa consistência, para que no primeiro embate da vida não desmontemos como uma caixa de papelão na chuva. A vida é uma luta permanente que exige força, inteligência e atitude. E o diabetes pode ser uma grande oportunidade de exercer essas virtudes que muitas vezes nem imaginamos possuir.

Nenhuma mudança é simples, com certeza. Ainda mais em tempos como os que vivemos agora, quando nos ressentimos da falta de exemplos ou de ídolos que nos estimulem a caminhar em frente. E nem mesmo a ciência, à qual muitos se apegam nos momentos difíceis em busca de uma esperança para as suas angústias, conseguirá suplantar o conhecimento mais básico, aquela filosofia barata, simples, mas 100% correta: a solução para as nossas vidas está dentro de nós, na reformulação de nossos valores, na busca simples e verdadeira pela saúde e pela felicidade.

··· 15 ···
O coração

As doenças cardiovasculares são a principal causa de morte nos países desenvolvidos. E, pelo menos nesse aspecto, o Brasil pode se equiparar a eles. Apesar de toda a polêmica sobre a fome em nosso país, em termos numéricos, é principalmente de doenças cardíacas que os brasileiros estão morrendo.

A morte cardíaca pode advir de várias questões. Existe a insuficiência cardíaca, que acontece quando o músculo do coração é atingido (as miocardiopatias); as valvulopatias, que atingem suas válvulas; as arritmias,* doenças ligadas ao ritmo cardíaco; e as doenças coronarianas, que resultam da obstrução das artérias coronárias, que tem como resultado a angina e o enfarte.

As doenças coronarianas são muito freqüentes no universo de pacientes com diabetes do tipo II. Na verdade, elas representam a sua principal causa de morte. Em adultos com diabetes, a doença coronariana será não apenas mais comum, como mais grave, mais precoce e de pior resposta ao tratamento.

As artérias coronarianas são importantíssimas porque é nelas que se dá a primeira derivação do sangue puro, quando ele sai do coração. O próprio músculo cardíaco, que funciona como uma grande bomba propulsora de sangue, depende das artérias coronarianas porque são elas que vão nutri-lo, antes mesmo de levar o sangue para o restante do corpo.

Sabemos que a alteração físico-química do sangue é causa comum de entupimento das coronárias no diabetes. Mas, além

---

* Ver Capítulo 13.

• 162 • *Diabetes: Tudo o que você precisa saber*

do açúcar e da gordura, uma série de outros produtos se aglutina nos vasos, fazendo com que haja um aprisionamento de substâncias que, em última análise, vão promover o entupimento.

Se a pressão sangüínea está aumentada, o que costuma acontecer em quem tem diabetes, o sangue passa pelas artérias num turbilhonar. Isso gera uma agressão, uma reação das células da própria artéria, que migram para o seu interior, provocando mais inflamação e obstrução. Quando esse processo acontece nas coronárias, dá-se o enfarte do miocárdio e o coração perde força para bombear o sangue.

Para o entendimento das implicações da alteração físico-química do sangue sobre a doença coronariana, o avanço da pesquisa sobre os processos orgânicos tem dado importantes contribuições. Até há pouco tempo, por exemplo, acreditava-se que os ossos eram estruturas quase inertes. Hoje, sabe-se que eles guardam uma dinâmica muito intensa de reposição e retirada de cálcio, fósforo e proteínas. O mesmo acontece com o tecido gorduroso. O que antes era considerado apenas um depósito de energia, agora é visto como um palco de atuação dinâmica para inúmeros hormônios que interferem no cérebro, no intestino e no pâncreas.

As artérias merecem esse mesmo paralelo porque, a exemplo dos ossos, que podem ser mais ou menos resistentes de acordo com a sua dinâmica interna, elas podem ser mais ou menos suscetíveis ao entupimento de acordo com a dinâmica de suas gorduras, plaquetas e demais substâncias. Assim como os ossos, que podem tender ou não à osteoporose, as artérias podem tender a acumular "sujeiras" (aterosclerose) ou a eliminá-las. É justamente por esse motivo que hoje se reforça tanto a necessidade do combate à obesidade, ao sedentarismo e ao tabagismo, hábitos que a princípio ajudam a "sujar" as artérias.

Embora a existência de uma obstrução em uma artéria não signifique que ela vá evoluir negativamente, pois as artérias têm a sua dinâmica própria, os maus hábitos de vida, para o diabético, podem fazer toda a diferença. Por isso é necessária a adoção de hábitos saudáveis, sobretudo a atividade física e a alimentação bem conduzidas, que podem surtir efeitos maravilhosos na prevenção das doenças coronarianas, diminuindo, e em alguns casos até eliminando, a necessidade do uso de medicamentos específicos para o coração, o que é sempre positivo. Sabe-se hoje que algumas drogas desse tipo têm uma interferência negativa no controle do diabetes, seja aumentando os níveis da glicose ou impedindo a detecção da hipoglicemia.

A adoção de hábitos saudáveis, na verdade, será importante em qualquer fase da vida, até porque as pessoas que fazem uma ponte de safena ou outra intervenção cardíaca não estão livres de ter, em alguns anos, um novo entupimento. Mas, se isso acontecer, e elas estiverem com sua saúde muito bem controlada e fazendo uma atividade física aeróbica regular, há uma chance muito grande de o organismo abrir linhas alternativas de passagem do sangue, que é o que se chama de circulação colateral, como já vimos no Capítulo 9 deste livro. No sistema circulatório, a atividade física vai fazer com que o desenrolar de um entupimento nas artérias não seja definido apenas pela presença de placas em seu interior.

No caso de pessoas não-diabéticas, mas que já estejam no grupo de risco — têm diabetes na família, colesterol alto, fumam, estão estressadas, acima do peso e sedentárias —, o melhor conselho é não se limitar a uma simples dosagem de glicose em jejum, porque esse exame não será capaz de traduzir a sua real situação clínica no que diz respeito ao risco cardíaco e também ao diabetes, é claro.

Quando se realiza o exame de curva glicêmica com dosagem de insulina em indivíduos que tiveram doença cardíaca, sobretudo nos que estão abaixo de sessenta anos, com muita freqüência encontram-se alterações da resposta do açúcar e da insulina que não poderiam ser reconhecidos no exame de açúcar em jejum de rotina. Nesses casos, infelizmente, o médico acaba sendo o goleiro que pula depois que o jogador já bateu o pênalti. É preciso alterar o tempo de intervenção do médico, para que ele não chegue atrasado ao tratamento.

Já existem novas dosagens para detectar precocemente o diabetes ou o pré-diabetes por meio de uma correlação matemática utilizando a dosagem de glicose e a de insulina verdadeira, mas esse tipo de exame ainda não está amplamente disponível. Quanto aos marcadores laboratoriais para detectar o risco cardíaco, eles são muitos. A própria glicose, quando está no limite superior da normalidade, como a insulina de jejum acima de 13,

• 164 • *Diabetes: Tudo o que você precisa saber*

é um mercador eficiente. A população em geral, e a diabética em especial, quando perde albumina* na urina, corre um risco maior de ter doenças no coração. Hoje, a proteína C-reativa ultra-sensível titulável, quando se eleva sem uma inflamação ou outra justificativa clínica, talvez seja o mais fidedigno marcador do risco cardíaco.

O aumento dos glóbulos brancos, o VHS, as enzimas do fígado, o fibrinogênio, a ferritina, a homocisteína, as gorduras no sangue (colesterol e triglicerídios), as gorduras ligadas às proteínas, a cortisona, a prolactina, os fatores de coagulação, determinadas prostaglandinas, a agregação das plaquetas, a viscosidade ou osmolaridade do sangue, a hemoglobina glicosilada e a frutosamina são outros parâmetros úteis para avaliar o risco cardíaco do paciente.

Entretanto, além desses marcadores invisíveis, só denunciados pelo exame de sangue, o médico conta ainda com dados importantíssimos e de coleta muito simples, que são a história familiar e pessoal do paciente e o seu exame físico. Isso é muito importante porque nem todos os pacientes têm condições de fazer exames mais sofisticados, que, em geral, custam caro. E também porque, apesar de toda a tecnologia disponível, o médico não pode prescindir de examinar muito bem o seu paciente.

Se ele possui história familiar rica em doenças metabólicas e circulatórias, já se trata de um candidato às doenças cardíacas, embora exista a possibilidade de ele não ter herdado essa característica familiar. Mas as chances aumentam muito se, além de uma história familiar desfavorável, o paciente é obeso, hipertenso, sedentário, estressado, alimenta-se mal, fuma ou bebe demais. Restará então ao médico confirmar o quadro verificando se as artérias do paciente estão endurecidas ou se sua elasticidade está diminuída.

Na verdade, a simples medida de circunferência abdominal — que não pode ser maior do que a circunferência do quadril — pode adiantar se o paciente estiver sob risco cardíaco. O escurecimento das pregas do pescoço, cotovelo, joelhos e entre os dedos também é um sinal característico de metabolismo alterado

---

* Proteína circulante no organismo à qual a glicose se agrega.

dos carboidratos com excesso de insulina, que predispõe aos problemas no coração.

RISCO IMINENTE

A doença coronariana no diabetes é de fato uma questão muito grave e todo esforço deve ser feito no sentido de reconhecê-la precocemente, para que o paciente possa ter acesso ao tratamento adequado em tempo hábil. Muitas pessoas que tiveram morte súbita, ou enfarte, eram diabéticas e não sabiam disso.

Um melhor entendimento dessa necessidade pode ocorrer por meio da diferença de aplicação da prevenção primária e da prevenção secundária no risco cardíaco. Em pessoas não-diabéticas que nunca tiveram enfarte, faz-se a prevenção primária, combatendo os fatores de risco. Mas, quando a pessoa já enfartou, deverá ser feita a prevenção secundária, que diminui o risco de um novo evento cardíaco, bem mais provável depois de o primeiro já ter ocorrido. O diabético que não tem diagnóstico de doença coronariana ou angina tem uma possibilidade de enfartar igual à de uma pessoa não-diabética que já teve um enfarte. Então, quem tem diabetes sempre precisará fazer a prevenção secundária.

O mecanismo que resulta na doença coronariana acontece com muita freqüência na fase silenciosa do diabetes, quando a pessoa está leve ou moderadamente obesa e começa a apresentar distúrbios de colesterol. Trata-se de um processo de longo prazo, o que justifica a discussão sobre os principais fatores responsáveis por um evento coronariano, quando ele acontece em um diabético.

Na população diabética adulta indiscriminadamente se indica o uso da aspirina infantil, medicação barata, efetiva e que, em larga escala, reduz sobremaneira o risco de agudização de uma doença coronariana antiga — a menos que haja contra-indicação ao seu uso, que acontece com pessoas que tiveram hemorragias digestivas, úlceras, gastrites, doenças avançadas do fígado ou doenças da coagulação.

Na prevenção da doença coronariana, quanto maior o controle de seus fatores de risco, e sobretudo quanto mais rigor hou-

• 166 • *Diabetes: Tudo o que você precisa saber*

ver no controle da hipertensão arterial, melhor. Em um grupo que tem uma média de pressão abaixo de 12 por 8, sempre haverá menos doença coronariana. Por isso é inaceitável que uma pessoa não trate de maneira adequada sua pressão porque "é idosa e, com idosos, isso é normal", ou porque se trata de uma "hipertensão leve". Um evento cardíaco vai impactar não apenas em uma vida, mas em uma constelação de vidas. Toda pessoa faz parte de uma cascata de relacionamentos afetivos e é impossível medir o impacto do sofrimento causado por uma morte.

Quanto mais baixo o nível de colesterol LDL, o ruim, melhor. Antigamente se trabalhava com o limite de 160mg%, depois caiu para 130mg%, agora para 100mg% e já há trabalhos mostrando que, progressivamente, quanto mais baixo o LDL, mais garantias de saúde para o coração. Já o colesterol bom, o HDL, que é mais difícil de controlar com medidas farmacológicas ou não, o ideal é que esteja acima de 40, 45mg% nos homens e acima de 50mg% nas mulheres. E a cada ponto que sobe, reduz-se o risco cardíaco em três vezes. Esse dado é importante, pois algumas pessoas têm um HDL muito baixo, em torno de 30mg%, e não se preocupam com isso. O HDL é um grande aliado da saúde do coração.

O CIGARRO E O DIABETES

Não é fácil receber uma lista de restrições, o que acontece quando uma pessoa tem a sua primeira consulta para tratar do diabetes. Todo mundo tem medo de mudar, pois na verdade, o ser humano tem dificuldade com o que é novo. As pessoas precisam de um tempo para assimilar as mudanças que acontecem em suas vidas, sobretudo se elas afetam a sua saúde.

Todo médico sabe disso, mas "acertar na mão" é sempre um desafio, pois ele geralmente não sabe como cada paciente vai elaborar a sua doença. Como deseja alcançar sempre os melhores resultados, o profissional utiliza a sua intuição para saber em que momento deve ser mais rígido ou mais complacente. Por isso é fundamental para o médico entrar em sintonia com o paciente, ouvi-lo, entender suas dificuldades, mas sem transigir no seu conhecimento técnico, que definirá as prioridades do tratamento.

Entre todas as restrições que o paciente terá de acatar, considero o abandono do cigarro a mais fundamental. Quem tem diabetes simplesmente não pode fumar. O cigarro é incompatível com o diabetes e, portanto, não há como compô-los. Em minha opinião, se fosse necessário optar entre fumar, beber ou comer açúcar, quem tem diabetes não deveria fumar.

É claro que o ideal é que o diabético não tenha nenhum hábito lesivo. Mas os médicos sabem que, ao receber múltiplas restrições, o paciente não consegue seguir todas de uma só vez. Não dá para brigar com várias pessoas ao mesmo tempo. Se brigarmos com um de cada vez, nossas chances são sempre maiores. De fato, estatísticas de estudos médicos demonstram que a restrição múltipla tem de se dar em espaços seqüenciais. E, no diabetes, o primeiro passo seria parar de fumar.

Pensa-se muito no mal que o cigarro faz para o pulmão e para o coração, mas ele, na verdade, ataca todo o organismo. Cada tragada provoca um espasmo que estreita a passagem do sangue e faz com que o tecido sofra, o que é terrível para a saúde. O cigarro pode afetar até mesmo os vasos da retina, provocando neles uma trombose que pode cegar, com perigo aumentado para quem é obeso ou hipertenso. Se a mulher fuma e toma anticoncepcional, o risco é multiplicado.

Engordar é o primeiro medo das pessoas que precisam deixar o cigarro. De fato, quem pára de fumar engorda. Mas é vantagem. Depois de seis, dez meses, um ano, faz-se o tratamento para emagrecer, mas já se conseguiu largar o vício. E as pessoas, quando conseguem isso, não se arrependem. Elas se surpreendem tanto com a melhora de sua qualidade de vida que sempre se perguntam por que não largaram o cigarro antes. Parar de fumar sempre se torna uma vitória pessoal, porque antes as pessoas não imaginavam que tinham esse poder.

Há pacientes que deixam muito claro que não pretendem parar de fumar. Em geral, são aqueles que contam que "seus avós morreram aos noventa anos, fumando quatro carteiras de cigarro por dia". De fato, isso acontece. Mas ter diabetes e fumar é como riscar um fósforo num posto de gasolina. Pode não acontecer nada, é verdade. Mas, se acontecer, não vai ser uma bobagem.

Todos nós temos uma capacidade funcional bem maior do que imaginamos, mas não somos culturalmente estimulados a usá-la. Nós, ocidentais, se temos amarrado no braço um torniquete apertado, pedimos para afrouxá-lo. Já os orientais pedem para apertá-lo ainda mais. Porque sua cultura estimula o exercício da superação, da resistência.

Nas situações críticas, como as doenças, essa lacuna em nossa cultura se faz sentir de forma muito clara, porque crescemos acreditando que a vida será como desejamos que seja: perfeita. Idealizamos que nosso filho será disputado pelas multinacionais, que nossa filha se casará com um príncipe encantado, que nada de mau nos acontecerá. E quando a vida nos mostra outra realidade, sentimo-nos traídos e sofremos. E descobrimos que o mundo, na verdade, é um exercício de força e que a vida não é a extensão das nossas vontades. Nós é que temos de nos adaptar a ela, e não o contrário.

No caso de doenças crônicas como o diabetes, ter força significa enfrentar a situação, fugir da autopiedade e conectar-se com as forças positivas e não dar à doença uma dimensão muito maior do que ela tem. É claro que há problemas a enfrentar, mas não se pode permitir que eles assumam o controle de nossas vidas. Quando isso acontece, sofre-se mais do que o necessário.

Quem tem diabetes deve enfrentar seu problema com inteligência e não aceitar a idéia absurda de que é diferente de qualquer outra pessoa. Na verdade, todos temos defeitos, ninguém é normal. Há notícias de que um milionário americano está oferecendo um milhão de dólares para quem provar que é paranormal. Pois eu ofereço o mesmo para quem provar que é normal. Só na ilusão nós somos normais. Todos temos problemas e não adianta chorar por causa deles.

...16...
Os rins

Considero o estudo da função renal uma das áreas mais fascinantes da ciência médica. Mais da metade do nosso peso corporal provém da água e essa deve conter sais minerais em proporções adequadas, semelhantes à água do mar, onde viviam as espécies que nos deram origem, há milhões de anos. São os rins que cumprem o papel de regular o volume e a composição dos líquidos do nosso organismo.

A função renal assemelha-se ao mecanismo simples de um coador de café. Este tem por finalidade deixar passar as moléculas pequenas, que conferem o aroma e o sabor da bebida, e reter as moléculas maiores, que são a borra do café. Da mesma forma, o rim, ao filtrar o sangue, deve reter as moléculas maiores, que são as proteínas que o corpo necessita, e deixar passar as moléculas menores, para que sejam eliminadas na urina.

Há toda uma beleza na dinâmica do funcionamento dos rins, que produzem efeitos em todo o organismo. Por isso, o prejuízo à saúde é sempre muito grande quando eles perdem a sua plena capacidade. A primeira função que se perde é a de eliminar substâncias como a uréia, a creatinina e o ácido úrico, que são subprodutos tóxicos do metabolismo das proteínas. Quando os rins deixam de eliminar essas substâncias, o organismo entra em intoxicação.

Outra questão é a capacidade de manter o volume adequado de líquidos. Retendo mais líquidos do que deveria, os rins comprometidos podem propiciar a intoxicação hídrica. Dá-se, então, uma sobrecarga de volume de líquidos circulante, fazendo com que o coração tenha de trabalhar em regime de sobrecar-

• 170 • *Diabetes: Tudo o que você precisa saber*

ga. Além disso, acontece na insuficiência renal uma retenção de potássio, mineral que, quando aumentado, pode levar a uma arritmia cardíaca. É função primordial dos rins ajustar no sangue os níveis tanto de potássio quanto de sódio.

Outra conseqüência do comprometimento renal é a perda das proteínas, que são substrato para quase tudo no organismo. São as proteínas que formam os anticorpos, o colágeno que compõe os tecidos, os órgãos, os vasos sanguíneos. Os hormônios são proteínas e o DNA nada mais é do que uma proteína de grande dimensão que reproduz seqüências de informações dos genes para a transcrição e a produção de novas proteínas.

É claro que a perda de proteínas, chamada de proteinúria, tem repercussões muito importantes sobre a saúde. Por si só, a proteinúria é um marcador de risco direto de enfarte, de doença coronariana, de angina, assim como está freqüentemente associada à hipertensão arterial.

As proteínas exercem ainda a função primordial de manter os líquidos dentro dos vasos (pressão oncótica), porque possuem propriedade hidrofílica, ou seja, agregam água ao seu redor. Por isso, os edemas são uma conseqüência comum dos problemas renais, já que os líquidos dos vasos, quando não há proteínas suficientes para retê-los, escapam para o insterstício, um espaço que não está nem dentro das células nem dos vasos sanguíneos.

Em casos avançados de edema, os líquidos transpassam para as membranas que temos aderidas aos órgãos como o pulmão, o coração, o abdome. Em alguns casos, surgem bolhas de água no globo ocular. Os líquidos tendem também a se depositar nas áreas de declive do corpo, inchando as pernas e o dorso, quando o paciente está acamado.

Um outro problema é que o rim, quando comprometido, deixa de produzir substâncias muito importantes. Uma delas é a eritropoetina, hormônio responsável pelo estímulo à produção de glóbulos vermelhos. Por isso, muitos pacientes renais tornam-se anêmicos. Outra substância importante produzida pelos rins é a insulinase, que inativa a insulina. Por essa razão, alguns diabéticos acabam precisando de menos insulina quando acontece a piora do comprometimento renal. Embora esse fato leve o paciente a pensar que está melhorando, a verdade não é essa.

A renina é mais uma substância cuja produção é comprometida com o agravamento da disfunção renal. Ela está intrinsecamente relacionada com o coração, pois atua para elevar a pressão arterial, que é a sua principal função. A renina tanto provoca o angioespasmo (estreitamento dos vasos sangüíneos) como estimula a aldosterona, hormônio que retém sal e água no sangue, aumentando, com isso, o volume de líquidos circulantes. O problema é que a produção da renina é ativada quando chega pouco sangue aos rins, detonando um processo perverso: mais renina provoca mais angioespasmo, mais isquemia renal, mais aldosterona e maior volume de líquidos, o que sobrecarrega e enfraquece o coração.

A insuficiência renal leva ainda a uma dificuldade de controle da glicemia. O rim produz um aminoácido essencial, a alamina, que tem como função fazer a gliconeogênese (produção de glicose a partir de aminoácidos, que são fontes protéicas). Por meio desse mecanismo, o organismo evita a hipoglicemia. Se o paciente deixa de produzir a alamina, pela falência dos rins, ele aumenta ainda mais a sua instabilidade metabólica.

Mas não é só. Para ter um bom equilíbrio de glicose, o paciente não pode estar muito gordo, nem muito magro. Na insuficiência renal, a intoxicação dos produtos que deixam de ser eliminados causa a inapetência. Sem alimento, o organismo queima não apenas o glicogênio, mas também as gorduras e os músculos. Até os ossos podem ficar descalcificados. Sem reservatório energético, torna-se impossível controlar a glicemia.

A disfunção renal acontece a partir do comprometimento do novelo de vasos capilares que existe em cada rim. Quando o órgão está saudável, é nesse novelo de capilares que o sangue penetra para que a eliminação de substâncias nocivas e a retenção das proteínas sejam feitas. Mas, quando esses capilares estão lesionados, nem a filtração nem a retenção das proteínas ocorrem de modo adequado, o que faz com que a dinâmica do funcionamento dos rins perca a sua perfeição. Acontece nos capilares dos rins o mesmo que vemos acontecer quando arranhamos a pele. A linfa, que é o líquido claro que sai do ferimento, é rica em proteínas.

A lesão renal gera muito sofrimento e considero-a a mais dramática entre todas as complicações do diabetes. Enquanto o paciente que sofre perda parcial da visão ou perde uma perna

• 172 • *Diabetes: Tudo o que você precisa saber*

tem condições de continuar levando a vida, apesar das limitações. Enquanto isso, o que perde a função renal ficará muito mais comprometido, pois diversas funções orgânicas são debilitadas. O coração, o fígado e o cérebro passam a funcionar mal. O paciente fica catabólico, inapetente, confuso e com náuseas. Pode ocorrer comprometimento dos nervos das pernas, pois há associação da lesão renal com a neuropatia. Em geral, os pacientes que evoluem para uma insuficiência renal terminal tornam-se incapazes de autogerenciar suas vidas, sobretudo quando perdem a capacidade visual.

É claro que os quadros mais dramáticos de comprometimento renal estão relacionados com baixo nível de cuidado e de suporte. Quando bem tratados, pacientes renais conseguem minimizar ou reverter a anemia (utilizando eritropoetina injetável) e, com uma alimentação especial, podem melhorar sua qualidade de vida. A orientação nutricional, aliás, é de extrema importância porque, embora haja perda de proteínas, a alta quantidade delas atuará como um fator de agravamento do estado clínico do paciente renal. Na verdade, a dieta do paciente renal terá uma série de particularidades com relação à restrição de sal, algumas vezes restrição de líquidos, produtos que não podem ter alta concentração de potássio, além do tipo e da quantidade de proteínas permitidas.

Outro detalhe importante é que nem sempre a lesão renal é conseqüência direta do diabetes e, por isso, uma boa investigação sempre será necessária. Uma questão que diferencia uma lesão renal do diabetes de uma lesão renal da hipertensão, por exemplo, ou de uma atrofia renal por abstrução da artéria renal, é que no diabetes o rim fica de tamanho aumentado ou normal, porque a infiltração de proteínas aumenta o seu volume. Já quando há uma isquemia, ou má circulação, o rim atrofia, diminui de tamanho. Esse é um dado que uma simples ultra-sonografia pode demonstrar.

OS TESTES IMPRESCINDÍVEIS

Quando se tem diabetes, uma visão embaraçada produz um alerta rápido. O medo da cegueira faz com que o paciente procure logo o tratamento. A partir desse primeiro sinal, que nem sempre é indicativo de uma lesão, como vimos, o paciente vai criar uma rotina de cuidados com os olhos, fazendo as necessárias avaliações periódicas de sua visão.

A questão circulatória também chama muito a atenção do paciente diabético e, além disso, conta com um diagnóstico relativamente simples. Um rápido apalpar dos pés já fornece uma idéia satisfatória das condições do paciente. Em geral, se há obstrução da circulação da perna, o médico já suspeita de comprometimento na circulação do organismo do paciente como um todo.

Com os rins, infelizmente, a história é outra. Os pacientes costumam dosar a uréia, a creatinina e os elementos anormais na urina (EAS). Mas esses exames, ainda que já exista uma lesão nos rins, por muito tempo terão resultados absolutamente normais, dando a impressão de que o rim está em bom funcionamento. Isso acontece porque na fase inicial do diabetes há uma aceleração do fluxo sangüíneo que faz com que a filtração seja aumentada. Mas o hiperfluxo do sangue causa um trauma que prejudica toda a porosidade dos rins, dando início às lesões.

Esse fato vai fazer com que se percam meses, às vezes anos, de tratamento. Se a alteração renal fosse documentada em seu início, seria possível prevenir o estabelecimento de uma lesão mais avançada, que compromete de forma acentuada a qualidade de vida e a sobrevida do indivíduo. Quando o problema é detectado no início, os resultados do tratamento são muito mais favoráveis, podendo estabilizar e até mesmo reverter as lesões renais.

Felizmente há uma maneira bastante simples de verificar o comprometimento dos rins. Trata-se do exame de fundo de olho, que todo diabético tem de fazer periodicamente com seu oftalmologista, como vimos no Capítulo 13. Além de verificar as condições da visão, esse exame possui o benefício adicional de verificar as condições dos rins, pois seus capilares guardam grande correspondência com os capilares da retina.

Essa é, portanto, uma recomendação básica: todo paciente com diabetes deve fazer regularmente o exame de fundo de olho e, constatada alguma alteração, fazer os exames específicos para averiguar a capacidade funcional dos rins. Infelizmente, nem sempre isso acontece e ainda é possível encontrar em nosso país pacientes diabéticos com lesões graves nos rins que nunca fize-

• *174* • *Diabetes: Tudo o que você precisa saber*

ram um exame de fundo de olho. Ou ainda pacientes com lesões importantes na retina, que fazem *laser*, mas nunca fizeram uma avaliação renal completa.

Na verdade, quando é diabética, a pessoa não tem apenas um problema, como acontece com quem não tem a doença. A lesão é sempre mais extensa, não atinge um único segmento do corpo, mas vários. Assim, as lesões circulatórias no diabetes, sejam elas macroarteriais (nas artérias de médio calibre) ou microarteriais (nos capilares), devem ser muito bem investigadas.

É importantíssimo investigar o rim de todo paciente que apresenta uma lesão no olho. E se o paciente tem uma lesão renal com proteinúria, é preciso saber que ele estará mais predisposto às doenças coronarianas e às lesões nas pernas e no cérebro, que são macroarteriais. Exames específicos freqüentemente revelam que, de forma muitas vezes silenciosa, o paciente diabético é sempre um doente multiarterial.

Há vários exames específicos para pesquisar a função dos rins, após constatada uma lesão na retina do paciente. Deve-se fazer o *clearance* de creatinina (em que se verifica a taxa de filtração renal), a dosagem de albumina na urina (microalbuminúria) e a dosagem de todas as proteínas, incluindo a albumina, que é a proteinúria total.

O *clearance* de creatinina é feito a partir de uma coleta de urina de 24 horas do paciente. Pela quantidade de creatinina encontrada, derivada da quantidade de creatinina que há no sangue, calcula-se com facilidade a capacidade da filtração renal. Para uma função satisfatória, os rins devem filtrar entre 70 e 140mL/min.

Sobre a albumina, quando os rins funcionam normalmente há uma perda de até 20mg numa urina coletada durante de 24 horas. Entre 20 e 200mg/24 h, considera-se que já há uma perda anormal, que é caracterizada como microalbuminúria. Nessa faixa, os resultados da intervenção são muito mais favoráveis, podendo estabilizar e até mesmo reverter as lesões. Entretanto, deve-se repetir sempre os exames, para confirmar o resultado. Com isso, a medicação nefroprotetora pode ser iniciada rapidamente, quando há necessidade.

Atualmente há uma tendência a simplificar a coleta de urina durante 24 horas, para dar mais conforto ao paciente. Há tentativas de fazer exames em urina em menor período, ou em uma única micção. Mas, na prática clínica, essas variações estão causando muita confusão, o que acaba se refletindo no resultado do exame. Por isso, apesar do desconforto, o exame de 24 horas ainda é o mais indicado. Em alguns lugares, verifica-se a taxa de filtração dos rins utilizando outras substâncias, mas a creatinina funciona muito bem para essa finalidade.

Quando a taxa de filtração renal começa a cair, é preciso prestar muita atenção à velocidade da queda, pois esse é um fator decisivo para a indicação da diálise. Se um paciente está com uma taxa de filtração de 60% (mL/min), e o esperado é que perca dez pontos dessa capacidade por ano, em cinco anos ele precisará fazer diálise, porque sua taxa chegará a 10% apenas. Mas, se o paciente faz um tratamento muito vigoroso, essa taxa de queda pode cair para até quatro pontos por ano. Com isso, ele entraria em diálise dentro de 12 anos.

Embora as regras matemáticas não se apliquem com exatidão na Medicina, podemos dizer que, ao se começar o tratamento com uma taxa de filtração renal de 160%, por exemplo, pode-se aumentar muito o tempo de vida funcional do rim. Num conjunto de pacientes, é possível adiar ou diminuir de forma significativa a necessidade de diálise com um tratamento precoce e bem-feito.

Quando é impossível conter a queda da faixa de filtração renal, e a creatinina no sangue sobe a níveis perigosos, será o momento de começar a preparar o paciente para uma diálise. Não é um processo simples nem confortável. Muitas vezes, o paciente tem de cauterizar a retina, fazendo várias sessões de terapia a *laser*, para evitar hemorragia no olho, pois o sistema de diálise utiliza anticoagulantes. Há também implicações com uma série de remédios que devem ser usados com outra série que devem ser evitada. O paciente que vai fazer diálise não pode estar tomando remédios para gripe que contenham vasoconstritores ou adrenalina. Para eles, um simples antigripal pode corresponder a uma crise hipertensiva, uma arritmia cardíaca, com conseqüências desatrosas.

Na verdade, poucos procedimentos são tão difíceis e sacrificantes quanto a diálise e, por isso, esta terapia com muita freqüência causa depressão, pelo inconformismo, pelo sofrimento, além do fato de alguns pacientes não a aceitarem de modo algum.

• 176 • Diabetes: Tudo o que você precisa saber

Essa negação, que equivale a um suicídio, é sempre uma situação muito difícil para os familiares e também para os médicos.

Certamente a diálise salva vidas. Mas, além de todo o desconforto físico e emocional, a terapia não resolve completamente o problema do paciente. É claro que é importante eliminar as substâncias tóxicas do sangue, mas há muitas outras funções envolvidas na disfunção renal que as máquinas não resolvem de forma adequada, como o desequilíbrio dos eletrólitos e dos sais minerais, além da questão da vitamina D, cuja ação é potencializada pelos rins.

Os transplantes são a alternativa à diálise e, de fato, o transplante renal é uma técnica já dominada. Mas além das filas, que podem custar anos de espera, o paciente terá de se submeter a uma operação complexa, de grande porte, e para o resto da vida terá de tomar drogas que vão abalar sua imunidade, para evitar a rejeição do rim transplantado pelo organismo.

Já se fazem transplantes combinados de rim e pâncreas, mas nesses os problemas são ainda maiores. Em primeiro lugar, porque a conservação do pâncreas não é igual à do rim. Por possuir enzimas altamente corrosivas, o pâncreas tem a sua conservação prejudicada. Qualquer deslize, um pequeno corte ou uma agulha mais grossa podem fazer com que as enzimas do pâncreas corroam o próprio órgão. Além disso, a coleta do pâncreas é mais complexa e o tempo operatório desse transplante combinado se alonga demais. E são poucos os especialistas que dominam a técnica.

É claro que todos os esforços devem ser feitos com o paciente renal crônico e, felizmente, os sistemas de diálise melhoraram bastante nos últimos anos, graças ao avanço da engenharia médica. Agora existe, inclusive, a possibilidade de fazer CAPD, uma técnica de diálise peritonial ambulatorial em que se coloca um líquido dentro da cavidade abdominal do paciente com a finalidade de retirar as substâncias tóxicas do sangue, por meio de uma troca por diferença de gradiente dos solutos. Por meio de um regime de sifão, o líquido pode ser retirado algumas vezes por dia.

Na insuficiência renal, como em várias outras questões do diabetes, o trabalho médico conjugado é importantíssimo. A troca de opiniões entre especialistas sempre pode acrescentar dados úteis ao tratamento, aumentando suas chances de sucesso. Mas muitas vezes o paciente não se sente à vontade para procurar uma segunda opinião sobre o seu caso e, com isso, pode perder uma chance irrecuperável de melhora.

Por questões culturais, ainda são raros os pacientes que buscam informação, que assumem uma postura mais ativa frente a seus médicos e usam de franqueza com eles, para buscar o melhor tratamento. Muitos pacientes sentem-se como se fossem propriedades de seus médicos, o que não é verdade. Como em tudo na vida, muitas vezes uma segunda opinião pode mudar o rumo dos acontecimentos. E no caso de uma questão grave de saúde, decidi-la.

O paciente renal requer uma equipe experimentada e multiprofissional, que inclua apoio psicológico, para discutir com franqueza as questões do tratamento, as decisões que precisarão ser tomadas. Nesse processo delicado, é fundamental também a participação da família, a quem cabe apoiar emocionalmente o paciente. Acredito que ele deva ter acesso a todas as alternativas que existem para o seu caso e agarrar todas as chances que surgirem. Porque, na verdade, o futuro não depende apenas do poder da medicina.

Tenho um paciente, que, por acaso, é médico, que é transplantado de rim. Certa vez ele precisou colocar uma prótese de fêmur e o ortopedista que conduziu o seu caso optou por uma prótese com duração de quatro anos. Evidentemente, o ortopedista não agiu de má-fé. Seu critério foi o da expectativa de vida do paciente, que, segundo a lógica médica, seria baixa. Isso aconteceu há mais de vinte anos e o meu paciente acabou tendo um segundo problema, por causa da validade da prótese.

Tenho também um outro paciente que não queria partir para a diálise. Era um lutador de artes marciais, de origem italiana, e aquilo para ele era inaceitável. Com muito trabalho de convencimento, acabou cedendo. E, então, surpreendentemente em pouco tempo a diálise acabou se tornando uma área de gratificação em sua vida. Junto com outros pacientes, ele formou um grupo muito coeso e as sessões eram quase um encontro de carteado entre um grupo de amigos.

Essas histórias reais demonstram que o prognóstico global não tem nada a ver com o individual, que é completamente imprevisível. Na medicina, o imponderável tem uma importância muito grande e não se pode considerar apenas um parâmetro. É claro que o fato de o rim estar paralisado é péssimo, mas certamente hoje se vive sem ele. Ninguém pode abrir mão da vida porque está com um problema grave, ainda que isso lhe exija forças redobradas.

As pessoas que vencem os problemas de saúde são aquelas que estão ávidas por melhoras, mas que não têm a ilusão de que a cura de seus problemas virá como uma fada madrinha. Elas sabem que terão de percorrer com muita consciência cada espaço de possibilidade que se abre, tomando os devidos cuidados para evitar manipulações.

···17···
A gravidez

Durante muito tempo, a gravidez foi contra-indicada para as mulheres com diabetes. Hoje, quando se conhece muito melhor os mecanismos da doença, esse conceito se modificou completamente. Mulheres diabéticas podem e devem engravidar, desde que sejam muito bem informadas sobre o impacto da gravidez sobre o seu organismo e compreendam a necessidade de um esforço redobrado no que diz respeito ao controle da doença.

A questão fundamental da gravidez é que ela por si só representa um estresse para o organismo feminino. No tocante aos hormônios, à medida que o bebê se desenvolve, vários deles são liberados no organismo da grávida, principalmente o lactogênio placentário. Como já vimos, quase todos os hormônios aumentam a glicemia, enquanto apenas a insulina a diminui.

Quando já se conta com uma condição metabólica negativa, como no caso da mulher diabética, será preciso compensar essa deficiência com um controle primoroso da glicose, para evitar a sua elevação, que representa grandes riscos para o bebê, principalmente. Para as mulheres, o que pode acontecer é um agravamento das complicações, quando elas existem. Uma hipertensão ou uma lesão nos rins ou na retina podem piorar. Contudo, geralmente o quadro volta ao patamar anterior depois do nascimento do bebê.

Em mulheres que não têm complicações, mas glicemia alta, haverá maior passagem de glicose para o bebê, que produzirá uma quantidade maior de insulina. Esse é o maior fator de crescimento do feto, depois do determinante genético. Assim, o bebê será grande para a idade gestacional. Já em mulheres que apre-

• 180 • *Diabetes: Tudo o que você precisa saber*

sentam um certo nível de complicações do diabetes, seu sangue não passará adequadamente para a placenta e, com isso, os nutrientes não chegam ao bebê, afetando o seu desenvolvimento. Nos dois casos — fetos muito grandes e muito pequenos — existe um risco maior de morte e complicações para o bebê, como traumas de parto, síndrome da angústia respiratória, icterícia neonatal, hipoglicemia neonatal, entre outros.

Segundo estatísticas, se a gestante tiver um açúcar muito bem controlado, com média abaixo de 90mg%, ela vai ter um risco de óbito perinatal de mais ou menos 4%, parecido com os 3% da população não-diabética. Quando a média da glicose fica entre 100 e 170mg%, o risco sobe para 14%. E quando está acima de 170mg%, o risco vai para 24%. Como se vê, uma em cada quatro gestações pode acabar em morte do bebê por causa da falta de controle da glicose.

Uma das recomendações comuns para as mulheres diabéticas no passado era a de que engravidassem cedo, porque, quanto mais tempo de doença, maior seria o risco. Hoje, essa recomendação tem um valor relativo e uma paciente muito bem controlada pode ter seus filhos no momento de vida que lhe for mais conveniente. Raramente a gravidez será contra-indicada para mulheres com diabetes, a não ser naquelas que têm complicações em estágios muito avançados, sobretudo as renais e cardíacas. Quando elas não existem, ou são incipientes, não há um sofrimento significativo para a mulher.

Numa situação ideal, as mulheres com diabetes devem programar a sua gravidez. Em cerca de três meses, o médico teria tempo de preparar adequadamente aquele organismo para a concepção, equilibrando seu metabolismo e sua imunidade, o que diminuiria muito os riscos, inclusive a má-formação do feto, cuja embriogênese se dá durante o primeiro trimestre. Mas, na maioria das vezes, as mulheres diabéticas não programam a gravidez, infelizmente.

A gestante grávida pode esperar por certos sacrifícios. As visitas ao médico deverão ser semanais. O controle da glicose deverá se intensificar para uma forma obsessiva, com várias glicemias capilares e aplicações de insulina ao dia. Por isso a bomba de insulina é universalmente recomendada para as mulheres diabéticas que engravidam.

Entre as situações que cabe evitar está a hipoglicemia do bebê no momento do seu nascimento, o que vai exigir cuidados médicos imediatos. Isso acontece quando a gestante fica com a glicose muito alta, sobretudo no final da gravidez. Para compensar a situação, o pâncreas do bebê passa a produzir mais insulina, o que se torna um problema quando ele nasce e deixa de receber a glicose da mãe.

Sobre os medos da grávida diabética, pesa ainda a crença de que seus filhos também serão diabéticos, o que é não é verdade. O diabetes tipo I não é hereditário, como vimos. O que vai acontecer é que o bebê terá uma chance aumentada de desenvolver o diabetes tipo II após os quarenta anos de idade, sobretudo se ele se transformar em um obeso. Infelizmente, esses mitos têm feito com que algumas mulheres com diabetes abram mão da maternidade, o que considero um grande equívoco. Há muitas mulheres que têm diabetes e conseguem ter filhos de forma saudável. Basta que se proponham seriamente a isso.

Tenho uma paciente de diabetes tipo I que é médica e enfrentou toda espécie de terrorismo quando decidiu engravidar, até mesmo por parte de amigas também médicas, que não compreendiam como ela poderia querer se expor àquele "risco". No entanto, tudo correu tão bem que essa paciente hoje tem dois filhos.

O DIABETES GESTACIONAL

A gravidez é um estado diabetogênico, por isso algumas mulheres não-diabéticas desenvolvem o diabetes gestacional, uma forma de diabetes, geralmente do tipo II. Há casos, embora mais raros, de mulheres que têm diabetes tipo I subclínica que eclode em função do estresse que a gestação representa para o organismo. A dosagem dos anticorpos contra o pâncreas, presentes nesse tipo de diabetes, pode comprovar isso. Assim, é preciso rastrear com muito critério a elevação da glicose na gravidez, já que ela implica os mesmos riscos daqueles a que estão expostas as mulheres já diabéticas que engravidam.

Em geral, a gestante apresenta a glicose baixa pela manhã, em torno de 60mg%, porque durante a noite o bebê está absorvendo a glicose. O que acontece é que não se dá o devido valor

• 182 • *Diabetes: Tudo o que você precisa saber*

a uma glicose acima de 85mg% , quando já seria necessário fazer um teste de sobrecarga de glicose, visto que o jejum falseia muito os resultados. O ideal em gestantes é fazer testes pós-alimentação ou administração oral de açúcar. E por volta da 24ª semana de gestação, ela deve fazer mais um teste de sobrecarga, colocando como ponto de corte a taxa de 130mg% de glicose uma hora depois da ingestão de açúcar.

O diabetes gestacional pode ser transitório, ocorrendo apenas durante a gravidez. Na verdade, é o que acontece com mais freqüência. Mas, nesses casos, como a mulher já demonstrou uma fragilidade na área metabólica, ela certamente se mostra mais propensa a se tornar diabética no futuro. E, numa gravidez subseqüente, a probabilidade de essa mulher apresentar diabetes gestacional mais uma vez será altíssima.

Principalmente nas mulheres que possuem fatores de risco para o diabetes (as que têm mais de 35 anos, história familiar da doença, perdas fetais anteriores sem causa definida, tiveram bebês com mais de quatro quilos ou eclâmpsia numa gravidez anterior), é preciso uma atenção redobrada no que diz respeito à diabetes gestacional. O mesmo vale para as gestantes que estão ganhando muito peso ou se tornam hipertensas.

Com uma freqüência maior do que se poderia desejar, o diabetes é diagnosticado tardiamente na gravidez ou não-diagnosticado. Até porque há questões mais prementes nessa fase, como a hipertensão. De qualquer forma, é preciso ter um olhar adequado para a questão, até porque a intervenção tem de ser muito rápida nesses casos. É preciso controlar imediatamente a glicose porque, caso contrário, o espaço de manobra do médico fica muito restrito, por causa da brevidade da gravidez.

Em função dos riscos, há uma tendência de antecipar o parto de mulheres com diabetes, seja a gestacional ou nos casos em que a mulher já tem a doença. Imagina-se que, se há um risco aumentado de morte do bebê, é mais seguro fazer com que ele nasça antes do tempo previsto. Mas, com isso, aumenta-se muito o risco de o bebê ter problemas. É claro que em alguns casos essa é a melhor alternativa, mas o fato real é que esse procedimento quase se transformou em uma regra, quando não deveria ser assim.

Infelizmente, os partos programados são cada vez mais comuns, e não apenas nos casos de gestantes diabéticas. Talvez por isso a medicina tenha investido tanto nas UTIs neonatais. Mas a verdade é que, se a precipitação do parto resolve um problema operacional do profissional ou da gestante, sujeita o bebê a problemas muito graves como lesões cerebrais, infecções, defasagem no desenvolvimento, entre outros. Além dos riscos, bebês prematuros terão sempre mais dificuldade de mamar em suas mães, o que é grave. O aleitamento materno é importantíssimo, e todas as mulheres, inclusive as diabéticas, devem amamentar.

Hoje, existem diversos recursos que podem e devem ser utilizados para evitar a precipitação do parto, quando não é absolutamente necessária. O ultra-som morfológico e funcional, que avalia o bem-estar fetal, a cardiotocografia, que dá um prognóstico de possibilidade de morte intra-uterina, uma série de dosagens de hormônios, dados clínicos e várias informações permitem levar a gravidez a termo, monitorando a mãe e o bebê.

O parto vaginal tem várias vantagens sobre a cesariana e o diabetes não deve ser um empecilho para que o bebê conte com essa vantagem. Apenas no parto vaginal o bebê recebe estímulo cutâneo para respirar e, com isso, obter a oxigenação cerebral necessária. Todos os esforços devem ser feitos para que as regras da natureza sejam respeitadas, para que o bebê venha ao mundo quando estiver de fato preparado para isso, quando seu cérebro, seus pulmões e todo o seu organismo estiverem maduros.

As estatísticas mostram que as mortes e as complicações são maiores nos partos cesáreos e prematuros do que nos partos vaginas e a termo. E quando se acompanham crianças de mães diabéticas que nasceram prematuramente, constata-se que um número elevado delas têm um QI mais baixo, o que também é constatado em filhos de mulheres com diabetes que não têm um bom controle da glicose durante a gestação.

Para que todos os problemas que envolvem uma gravidez com diabetes possam ser evitados, é fundamental encará-la não como um risco, o que significa uma ameaça, mas sim como um período que merece cuidados e atenção redobrada. Por isso prefiro falar em "gravidez responsável", o que remete à necessária programação da gravidez. É essa a postura mais válida, a que impedirá que o médico intervenha tardiamente, quando muitos problemas já não poderão mais ser evitados.

Os cuidados com a alimentação

Na gestante diabética, é da maior importância a orientação nutricional especializada, porque, a cada trimestre, ela modifica a sua necessidade alimentar. No primeiro trimestre, as necessidades energéticas da gestante não aumentam. Mas é necessário uma ingestão adicional de 300 calorias por dia durante o segundo e o terceiro trimestres. E ainda um adicional diário de 10g de proteína, que é atingido ingerindo-se uma fatia de queijo de 30g ou um copo de leite.

No planejamento das refeições devem estar incluídos diariamente cereais, arroz, pão, batata, porém com bom controle das quantidades, para não alterar a glicemia. A dieta deve conter diariamente também leguminosas, como feijão, lentilhas, ervilha e outros, por serem ricos em ferro, proteínas e ácido fólico.

A necessidade de ácido fólico da gestante é de 400mg por dia e normalmente os médicos recomendam suplementos dessa vitamina. Mas é interessante que a gestante coma vegetais de cor escura, como brócolis, agrião e espinafre, bem como frutas, que contêm ainda vitaminas e fibras. A gestante deve comer frutas de duas a três por dia, sem esquecer dos vegetais crus e cozidos, outra boa fonte de fibras, minerais e ácido fólico. Esses alimentos também são importantes para controlar a função intestinal, já que, com o adiantamento da gravidez, o intestino tende a ficar preso.

Laticínios como o leite, o queijo, os iogurtes e as coalhadas são fontes de cálcio que garantem o crescimento fetal e formam as reservas de mineral para o período de amamentação. Durante toda a gravidez, a gestante deve tomar pelo menos quatro copos de leite por dia, ou comer quatro fatias de queijo, sobretudo os amarelos, que têm mais cálcio, embora tenham mais gordura. O leite desnatado possui tanto cálcio quanto o leite comum. Quanto aos adoçantes, a gestante pode usar qualquer tipo.

Carnes magras, inclusive a vermelha, também devem entrar diariamente na alimentação, assim como os ovos. Comer dois a três ovos por semana só faz bem. Peixes e frangos também são importantes. A recomendação é não exagerar no sal, por causa da retenção de líquidos, para evitar inchaço no final da gravidez. E, sobre restrições, é importante que a gestante evite as bebidas alcoólicas.

Durante a amamentação, deve-se adicionar 200 calorias à alimentação normal da gestante nos últimos trimestres. Isso é válido sobretudo nos seis primeiros meses de amamentação. É importante também aumentar a ingestão de água durante essa fase, para repor o que é secretado no leite.

Conta uma lenda antiga que, certa vez, numa pequena cidade, um jumento caiu num buraco. As pessoas se mobilizaram para tirar o animal de lá, mas, depois de várias tentativas, desistiram. E resolveram enterrar o jumento, já que ele ia morrer de qualquer forma. Começaram então a jogar areia dentro do buraco. Mas a cada pá de terra que recebia, o jumento se mexia. Até que, de tanto se mexer, ele conseguiu juntar terra suficiente debaixo de suas pernas e conseguiu sair do buraco.

Essa lenda tem um significado bastante interessante e freqüentemente a cito quando estou diante de pacientes ainda pouco estimulados a dar o passo inicial do seu tratamento, que, segundo acredito, é quando o paciente resolve aproveitar a terra que a vida está jogando sobre ele ou, como se diz, resolve fazer do limão que lhe deram uma limonada.

É claro que não é fácil estar diante de uma doença crônica. E todos nós temos direito aos nossos momentos de tristeza e sofrimento. Mas não é possível que esses momentos durem mais do que o necessário à obtenção de forças para continuar levando a vida como ela deve ser levada. Afinal, todos nós temos uma missão a cumprir. E, se nos conscientizamos dela, reavivamos a nossa força interior, que não está diretamente condicionada às questões de saúde. Não faltam exemplos de pessoas como a Irmã Dulce e a Madre Teresa de Calcutá, que, apesar de debilitadas, viveram muito porque tinham plena consciência de sua missão.

Não é mais novidade para ninguém o poder que a mente exerce sobre a saúde, e tudo é uma questão de colocar esse poder em prática. Basta dizer não às lembranças sofridas, ao isolamento, às pessoas que não nos fazem bem. É preciso procurar as boas experiências, o contato com a natureza, distribuir nossa energia em experiências positivas, porque elas, se repetidas, criam uma atmosfera saudável de vida.

· 186 · *Diabetes: Tudo o que você precisa saber*

Acho que nosso grande compromisso é fazer todos os dias aquilo que no fundo sabemos que devemos fazer. Tudo aquilo que prometeríamos fazer diante de Deus caso ele nos chamasse hoje e cedesse ao nosso pedido de mais uma oportunidade na Terra: viver de forma mais integrada com a natureza, respeitando mais a nossa biologia e procurando com mais empenho a paz e a felicidade.

CONCLUSÃO

Grande parte dos avanços conquistados para o tratamento do diabetes decorre do desenvolvimento tecnológico. É graças a ele que temos hoje bombas infusoras de insulina de alta precisão, glicosímetros equipados com memória e sensores computadorizados capazes de executar fórmulas complexas sobre a glicemia. Os avanços certamente tendem a crescer, mas também aumentam os investimentos internacionais para a cura do diabetes.

Muitos acreditam que serão as ciências exatas que anunciarão, num futuro próximo, a cura do diabetes. De fato, a medicina vem crescendo muito a partir da engenharia, da fibra óptica, das técnicas tridimensionais e da microeletrônica. É fácil hoje imaginar que a tecnologia avance até o ponto de criar um pâncreas artificial eletrônico. Há também os que acreditam que será a biologia molecular a responsável pela cura do diabetes, o que se justifica diante dos imensos avanços conquistados a partir do Projeto Genoma. Existe agora uma grande esperança no estudo das células-tronco para a reprodução do pâncreas em pacientes diabéticos.

É muito importante que boa parte da comunidade científica esteja atualmente empenhada em descobrir a cura das doenças e em criar estratégias para eliminar as dores da humanidade. No caso do diabetes, é gratificante saber que finalmente a ciência começa a desviar seu caminho para a cura e não mais para o aprimoramento do tratamento da doença, que, se de um lado tem efeitos maravilhosos, de outro transforma o paciente em uma presa eterna das inovações tecnológicas e farmacêuticas.

Acredito, entretanto, que tanto as ciências exatas como a biológica enfrentarão ainda grandes desafios na busca da cura do

• 188 • *Diabetes: Tudo o que você precisa saber*

diabetes. Pergunto-me hoje que benefícios traria um novo pâncreas, artificial ou geneticamente implantado, a um diabético adulto estressado, desgostoso e com compulsão alimentar. O controle da glicose seria conquistado, mas o indivíduo certamente continuaria doente.

Na cura do diabetes, ao lado de tudo que o futuro poderá trazer, há um aspecto muito importante a avaliar, que diz respeito à natureza, melhor representante do que se convencionou chamar de Deus. A natureza dotou o ser humano de duas faculdades básicas, que são a autopreservação e a autodestruição. Na vida prática, isso resulta na capacidade de lidar com duas questões-chave, que são o poder e o limite, sobre as quais tantas teorias filosóficas, evolucionistas e psicanalíticas foram desenvolvidas. Na verdade, trata-se do poder da vida e do limite da morte.

A cada dia, no corpo de todos nós, milhares de células cancerosas nascem, e são naturalmente destruídas. A cada momento, um vaso se obstrui e outro é desobstruído, inúmeras vezes por dia uma substância tóxica invade o organismo e é eliminada por ele. Vivemos interiormente esse processo contínuo de preservação e destruição, de poder e limite, que acaba se reproduzindo também em nosso comportamento.

Embora o conhecimento sobre as emoções humanas tenha evoluído muito, ele ainda não está integrado por completo à nossa realidade. Avançamos sob o ponto de vista tecnológico, mas emocionalmente o homem continua muito arcaico. Lidar com o poder e o limite ainda consiste em uma grande dificuldade para ele e por isso as doenças são tão presentes. Porque elas são, em essência, um resultado da falta de domínio humano sobre a sua autopreservação, assim como o são as situações irracionais de conflito e guerras absurdas que ainda persistem no mundo.

Poder e limite estão presentes em todas as situações da vida. No diabetes esses conceitos ficam muito evidentes, pois todo diabético tem a faca e o queijo na mão, seja para construir ou para destruir. Ele tanto pode continuar alimentando-se errado, não fazendo exercício e não controlando a glicose, numa forma de suicídio lento, como pode reestruturar a sua vida para trabalhar menos, alimentar-se melhor, fazer exercícios e até se transformar em um triatleta, como fazem alguns.

Conclusão • 189 •

É claro que manter as forças construtivas internas nem sempre é algo simples e muitas pessoas não contaram na infância com um ambiente propício a mantê-las, ou simplesmente não têm essas forças dentro de si, por outras questões. Mas, a despeito disso, cabe ao diabético, e a todas as pessoas, reagir, negar a autodestruição, a autopiedade e demais forças destrutivas. É um trabalho árduo, mas possível, quando nos assumimos como somos, com nossas qualidades e efeitos.

Embora o homem nunca esteja satisfeito, porque isso faz parte da sua angústia existencial, e por isso ele tem o inconformismo como companheiro constante na vida, gerando as necessidades de mudança, suas escolhas devem sempre ter como base as forças construtivas. E é nelas que as pessoas que têm grandes desafios na vida, como o diabetes, precisam investir seriamente. Porque, se isso não acontece, a doença acaba funcionando como um grande terrorista interno, que o ameaça o tempo todo de cegueira, de amputação ou de morte. E, então, a angústia existencial se torna insuportável.

As doenças certamente acentuam as fraquezas humanas, mas é preciso saber enfrentá-las com inteligência emocional, com domínio das forças positivas, com o entendimento e o exercício do poder e do limite. Todos os dias podemos fazer escolhas certas ou erradas, porque nós temos esse poder de decisão, apesar das dificuldades. O diabético não pode achar que foi traído pela vida, porque, se o fizer, vai olhar só para o joelho doente, e nunca para o joelho bom. E vai paralisar todo o seu corpo, todo o seu potencial de vida por causa de um joelho que dói, quando ainda tem muitas outras possibilidades de gratificação.

Acredito que é essencial para todo ser humano conhecer, respeitar e exercitar os seus limites e poderes. Porque, se não respeitar o seu limite, o homem se mata, mas, se ele não usa o seu poder, morre também, porque vive de forma medíocre. A questão primordial do homem não é queimar as suas áreas de angústia e deixar de sofrer, mas sim utilizar o seu enorme potencial intuitivo para harmonizar dentro de si as coisas que podem gratificá-lo no mundo, apesar das doenças do corpo ou da mente.

Doenças crônicas como o diabetes, que apontam para a existência de um desvio já estabelecido, são de certa forma uma maneira de balizar a autopreservação e a autodestruição na vida,

• 190 • *Diabetes: Tudo o que você precisa saber*

uma oportunidade de repensar a questão básica do poder e do limite. A morte silenciosa do diabético não-controlado, por exemplo, é uma forma de renúncia ao seu poder.

Médicos que lidam com situações extremas sabem que o domínio das questões meramente técnicas, ligadas ao conhecimento da medicina oficial, é possível, mas não há como dominar o impacto da vontade de viver do paciente, de sua disposição em lutar, de sua fé. Existe uma dimensão desconhecida entre aquilo que as terapias ou drogas fazem e o que se passa na mente do paciente.

Por tudo isso, acredito muito no investimento do diabético em seu autoconhecimento, em suas questões individuais. Porque por enquanto, e certamente por muito tempo, as saídas serão individuais. O que há por vir pelas mãos da ciência, embora mereça toda a atenção, não deve orientar o comportamento dos diabéticos, porque a questão maior está dentro dele, e não fora. O paciente deve exercitar o seu poder e o seu limite, respeitando e expandindo-o na medida dos seus progressos. Essa é a chave de sua cura verdadeira.

Quanto ao médico, acredito que cabe a ele compreender essas questões e estar ao lado do seu paciente, orientando-o com sua técnica, mas sem nunca abrir mão de sua sensibilidade. O diabetes é uma janela para a alma do paciente, através da qual o médico não pode se furtar de olhar.

Este livro foi impresso no
Sistema Digital Instant Duplex da Divisão Gráfica da
DISTRIBUIDORA RECORD DE SERVIÇOS DE IMPRENSA S.A.
Rua Argentina, 171 - Rio de Janeiro/RJ - Tel.: 2585-2000